AF462393

PRIX : 2 FR.

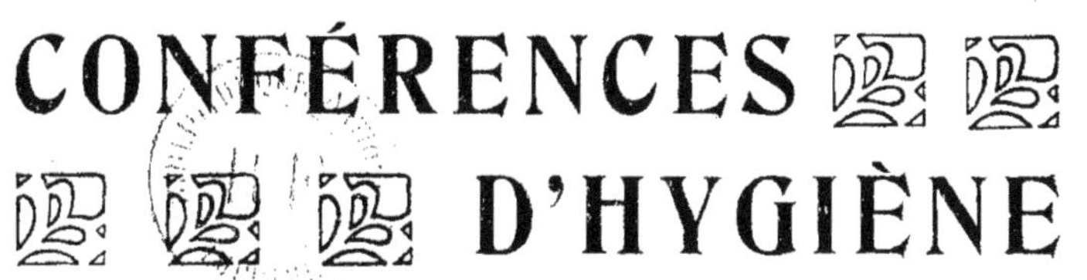

CONFÉRENCES D'HYGIÈNE

Par F. FAIDEAU et Aug. ROBIN

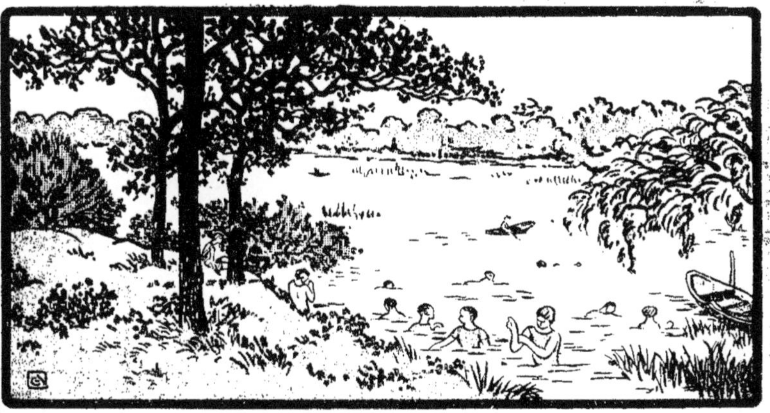

LYCÉES ET COLLÈGES DE GARÇONS Philosophie A *et* B, *Mathématiques* A *et* B.
LYCÉES ET COLLÈGES DE JEUNES FILLES (4e et 5e Années).
ÉCOLES NORMALES PRIMAIRES D'INSTITUTEURS ET D'INSTITUTRICES.
ÉCOLES PRIMAIRES SUPÉRIEURES pour les deux sexes (3e Année).

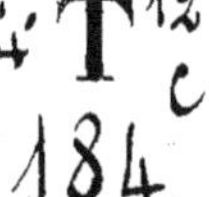

LIBRAIRIE LAROUSSE. PARIS

LYCÉES ET COLLÈGES DE GARÇONS (*Philosophie* A et B, *Mathématiques* A et B).
LYCÉES ET COLLÈGES DE JEUNES FILLES (4e et 5e *Années*).
ÉCOLES NORMALES PRIMAIRES D'INSTITUTEURS ET D'INSTITUTRICES.
ÉCOLES PRIMAIRES SUPÉRIEURES pour les deux sexes (3e *Année*).

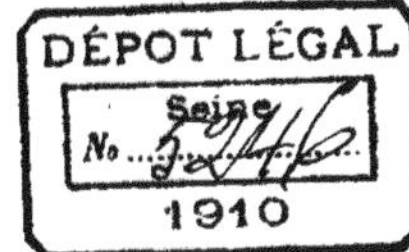

CONFÉRENCES D'HYGIÈNE

AVEC 160 REPRODUCTIONS PHOTOGRAPHIQUES OU DESSINS; PAR

F. FAIDEAU,
PROFESSEUR DE SCIENCES NATURELLES A L'ÉCOLE JEAN-BAPTISTE SAY

AUG. ROBIN,
CORRESPONDANT DU MUSÉUM NATIONAL D'HISTOIRE NATURELLE

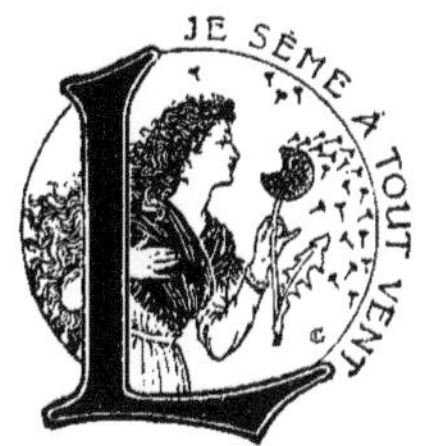

LIBRAIRIE LAROUSSE. — PARIS
13-17, RUE MONTPARNASSE. — SUCCle, 58, RUE DES ÉCOLES

COURS COMPLET D'HISTOIRE NATURELLE CONFORME AUX PROGRAMMES DU 31 MAI 1902

PREMIER CYCLE :

ZOOLOGIE ÉLÉMENTAIRE (Classes de Sixième A et B).
BOTANIQUE ÉLÉMENTAIRE (Classes de Cinquième A et B).
GÉOLOGIE ÉLÉMENTAIRE : *Phénomènes actuels* (Classes de Cinquième B et Quatrième A).
L'HOMME ET LES ANIMAUX utiles pour l'alimentation, le vêtement, le travail musculaire (Classe de Troisième B).

SECOND CYCLE :

CONFÉRENCES DE GÉOLOGIE : *Minéraux, Roches, Terrains* (Classes de Seconde A, B, C, D).
CONFÉRENCES D'HYGIÈNE (Classes de Philosophie A et B et de Mathématiques A et B).

En préparation :

ANATOMIE ET PHYSIOLOGIE ANIMALES ET VÉGÉTALES (Classes de Philosophie A et B et de Mathématiques A et B).
PALÉONTOLOGIE ANIMALE (Classes de Philosophie A et B et de Mathématiques A et B).

ENSEIGNEMENT SECONDAIRE DES JEUNES FILLES CONFORME AUX PROGRAMMES DU 27 JUILLET 1897

PREMIÈRE ANNÉE :

ZOOLOGIE ÉLÉMENTAIRE.
NOTIONS DE BOTANIQUE.

DEUXIÈME ANNÉE :

NOTIONS DE GÉOLOGIE.
CLASSIFICATION BOTANIQUE.

ENSEIGNEMENT PRIMAIRE SUPÉRIEUR CONFORME AUX PROGRAMMES OFFICIELS DU 26 JUILLET 1909

PREMIÈRE ANNÉE :

NOTIONS DE ZOOLOGIE.
NOTIONS DE BOTANIQUE.
NOTIONS DE GÉOLOGIE.

DEUXIÈME ANNÉE :

ANATOMIE COMPARÉE.
LES PLANTES.
LES TERRAINS.

TROISIÈME ANNÉE :

CONFÉRENCES D'HYGIÈNE.
HISTOIRE NATURELLE. (*Sous presse.*)

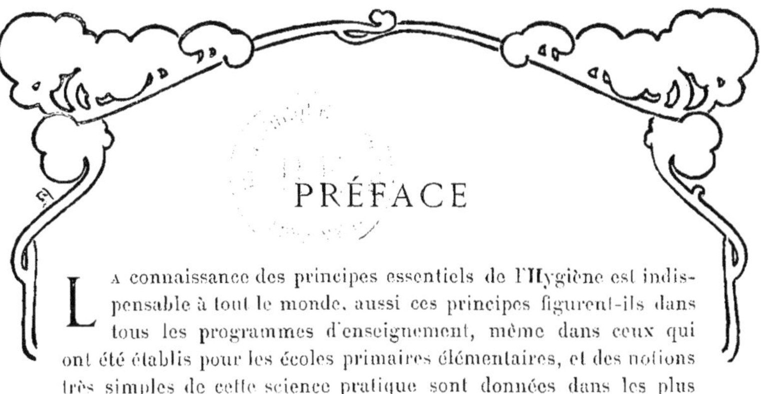

PRÉFACE

La connaissance des principes essentiels de l'Hygiène est indispensable à tout le monde, aussi ces principes figurent-ils dans tous les programmes d'enseignement, même dans ceux qui ont été établis pour les écoles primaires élémentaires, et des notions très simples de cette science pratique sont données dans les plus humbles écoles de village.

Un Cours, tel que celui-ci, exige, pour être compris, des notions assez complètes d'anatomie et de physiologie humaines, de physique et de chimie, notions que possèdent, d'après les programmes, les diverses catégories d'élèves auxquelles il s'adresse.

En ce qui concerne le *texte* de cet ouvrage, nous avons cherché à suivre, de notre mieux, les règles suivantes : exactitude scientifique, clarté et brièveté dans l'exposition, division nette et rationnelle de la matière à enseigner. Nous étudions successivement, dans des chapitres séparés : les *Microbes,* dont l'importance est fondamentale dans l'Hygiène moderne; le *Milieu,* c'est-à-dire l'atmosphère au point de vue de ses propriétés physiques; l'*Air,* envisagé comme aliment dont les propriétés chimiques nous intéressent. L'hygiène alimentaire est répartie en trois chapitres : l'*Eau,* les *Boissons* et les *Aliments* proprement dits. Viennent ensuite les chapitres consacrés aux *Maladies contagieuses,* à l'*Habitation,* à la *Personne,* c'est-à-dire l'hygiène corporelle. Le chapitre intitulé l'*Enfant* comprend les notions de puériculture enseignées dans les établissements de jeunes filles. Enfin l'ouvrage se termine par un chapitre, la *Police sanitaire,* dans lequel sont exposés les principes essentiels des lois et règlements relatifs à la protection de la santé publique.

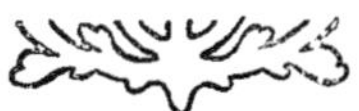

L'*illustration*, toujours abondante et soignée, comporte, outre les dessins et schémas nécessaires, de nombreuses photographies, donnant l'aspect réel des choses.

Les *résumés* nous ont paru indispensables pour mettre en évidence ce que le texte qui les précède comporte d'*essentiel*. Mais, au lieu de les composer en petits caractères et de les réunir à la fin de chaque chapitre, où ils ne sont pas lus, nous les avons multipliés en les plaçant à la fin de chaque paragraphe. Nous leur avons d'ailleurs réservé le caractère *italique* qui les différencie très nettement du texte courant. Après avoir fragmenté pour apprendre, il faut réunir pour comparer : *11 Tableaux-résumés* donnent les vues d'ensemble nécessaires.

L'*Index alphabétique* placé à la fin du volume a été établi avec un très grand soin. Nous y avons consigné toutes les étymologies utiles.

EXTRAITS DES PROGRAMMES OFFICIELS

LYCÉES ET COLLÈGES DE GARÇONS

(Classes de Philosophie A et B et de Mathématiques A et B)

Programmes du 31 mai 1909 *(12 conférences de 1 heure)*.

L'eau : Eau de source, eau de rivière, eau de puits (paragraphes **26** à **29**). Conditions pour qu'une eau soit potable (**23, 24**). Contamination des eaux (**25**) ; purification des eaux contaminées (**30** à **32**).

L'air : Dangers de l'air confiné (**15, 16**). De la quantité d'air nécessaire dans les habitations (**93**). Renouvellement de l'air ; ventilation (**93**). Altérations et contamination de l'air (**17** à **21, 94** à **96**).

Les aliments : Viandes saines ; dangers des viandes putréfiées (**48** à **52**). Parasites introduits dans le corps humain par les aliments : trichinose, ladrerie, charbon, tuberculose (**53**).

Les boissons : Boissons alcooliques (**33, 35**). Boissons fermentées : cidre, bière, vin (**36** à **40**). Action physiologique des boissons fermentées. Ivresse et ivrognerie (**36** à **40, 45**). — Boissons distillées : eaux-de-vie (**41, 42**). Effets pathogéniques de leur usage habituel (**44**). — Boissons alcooliques additionnées d'essences : absinthe et autres liqueurs prétendues apéritives et digestives (**43**). Graves effets pathogéniques de leur usage (**44**). Alcoolisme ; comment on devient alcoolique ; déchéance de l'alcoolique et de sa descendance (**44** à **47**).

L'exercice : Inconvénients du défaut ou de l'excès des exercices physiques (**113** à **117**).

Les maladies contagieuses : Indication rapide des principales maladies transmissibles et inoculables à l'homme et de leurs modes ordinaires de propagation et d'invasion. Maladies transmises par les déjections humaines ou les crachats : fièvre typhoïde, choléra, tuberculose (**69** à **78, 82**). — Réceptivité et immunité : résistance de l'organisme (**83** à **88**). Variole et vaccine ; revaccination (**79** à **81**). Inoculations préservatrices contre le charbon, la rage, la diphtérie. Durée des périodes de préservation (**72, 76, 85**).

La demeure : Conditions de salubrité d'une maison : aération, insolation. Isolement du sol (**89** à **93**). Évacuation des résidus et des déjections (**97** à **103**). La maison salubre, la maison insalubre (**89** à **103**).

Animaux domestiques : Maladies qu'ils peuvent transmettre à l'homme : la rage, la morve, le charbon, la tuberculose. L'abatage, l'enfouissement. Notions de police sanitaire des animaux (**127** à **135**).

LYCÉES ET COLLÈGES DE JEUNES FILLES

(Classes de Quatrième et Cinquième Années).

Programmes du 27 juillet 1897 *(1 heure par semaine, avec l'Histoire naturelle).*

Aliments : Valeur nutritive des divers aliments. Aliments complets. Ration alimentaire : alimentation de l'enfant, de l'adulte (**48** à **66**). Accidents produits par les aliments : empoisonnement par les sels métalliques, par les aliments avariés (**20, 26, 52**).

Eau : Eau potable (**23, 24**). Eaux impures et malsaines (**25** à **29**). Moyen pratique de conserver et de purifier les eaux (**30** à **32**).

Boissons alcooliques (**33, 35**). — Boissons fermentées : cidre, bière, vin (**36** à **40**). Action physiologique des boissons fermentées. Effets nuisibles de leur abus (**36** à **40**). — Boissons distillées : eaux-de-vie (**41, 42**) Effets nuisibles de leur usage habituel (**44**). — Boissons alcooliques additionnées d'essences : absinthe et autres liqueurs prétendues apéritives et digestives. Graves dangers de leur usage (**43, 44**). L'ivresse et l'alcoolisme : Influence de l'alcoolisme des parents sur la santé des enfants (**44** à **47**).

Respiration : Danger de la compression des organes (**106**). Empoisonnement par l'oxyde de carbone (**94**). Asphyxie (**16, 94, 118**). Ventilation (**93**). — Air, impuretés de l'air (**11** à **21**). Climats (**7** à **10**). Paludisme (**82**).

Protection contre le *froid* et la *chaleur* (**8, 9**). Vêtements (**105**).

Hygiène des sens : Entretien de la peau. Bains (**107** à **109**). Oreille (**111**). Hygiène de la vue (**112**). Éclairage naturel et artificiel (**96, 112**). Larynx, bouche, fosses nasales. Hygiène de la voix (**108, 111**).

Parasitisme : Maladies parasitaires (**109**). Notions sur quelques parasites animaux introduits par les aliments (**68**) ou par l'eau (**67**). — Parasites végétaux : champignons (**109**), bactéries (**1** à **5**).

Maladies épidémiques et contagieuses : Exemple type : la maladie charbonneuse (**70** à **72**). Idée sommaire des principales maladies transmissibles (**69, 73** à **80**). Précautions à prendre : isolement, stérilisation (**86** à **88**). Vaccination (**72, 76, 81, 85**).

Notions de Puériculture (**120** à **126**).

ÉCOLES NORMALES PRIMAIRES D'INSTITUTEURS

Extrait des Programmes du 4 août 1905 *(20 conférences de 1 heure).*

I. *Maladies infectieuses :* Microbes. Biologie élémentaire générale des microbes. Microbes saprophytes et pathogènes (**1** à **5**). Stérilisation et désinfection (**32, 55, 87, 88**). — Dangers des plaies; asepsie et antisepsie (**69, 87, 119**). — Application des connaissances microbiennes à l'étude de la tuberculose, ses causes prédisposantes. Ses divers modes de contagion et sa prophylaxie (**45, 53, 55, 74, 88**). Énumération des principales maladies infectieuses, leur mode de propagation et leur prophylaxie (**69** à **88**). Maladies dont la déclaration et la désinfection sont obligatoires ou facultatives (127 à 135). Vaccine. Obligation de la vaccination et de la revaccination (80, 81).

II. *Air* : Physiologie de la respiration. Quantité d'air nécessaire à la respiration. Air confiné (15, 16). Asphyxie (11, 12, 16, 94, 118). Empoisonnement par le gaz carbonique, l'oxyde de carbone (94). — Danger des poussières (17 à 21).

III. *Lumière* : Importance de la lumière solaire pour la conservation de la santé. Lumière, agent de destruction des microbes (10, 87). Éclairage naturel et éclairage artificiel (96, 112). Myopie par insuffisance d'éclairage. Inconvénients pour la vue des lumières émettant beaucoup de rayons chimiques (112).

IV. *Eau* : Composition variable des eaux suivant les régions. Eaux stagnantes, eaux courantes, eaux de pluie, puits, citernes (26 à 29). Conditions que doit remplir une eau potable (23, 24). Contamination des eaux par les germes pathogènes (25).

V. *Boissons* : Eau (30 à 32) et boissons aromatiques (33, 34). Boissons alcooliques. Teneur en alcool du vin, du cidre, de la bière (35 à 42). Danger des liqueurs contenant des essences (43). Alcoolisme aigu et alcoolisme chronique. Dangers de l'alcoolisme pour l'individu, pour ses descendants, pour la société (44 à 47).

VI. *Aliments* : Classification des aliments. Composition des principales substances alimentaires. Nécessité de l'aliment. Ration alimentaire. Dangers d'une alimentation insuffisante. Dangers de la suralimentation (48 à 50). Empoisonnements par des substances alimentaires. Altération des aliments par des parasites animaux ou végétaux. Ptomaïnes (51 à 64). Avantages et dangers des conserves alimentaires (65, 66). Maladies transmissibles par les aliments (53, 55, 67, 68).

VII. *Hygiène de la personne* : Soins à donner à la peau, aux cheveux, aux oreilles, aux yeux, aux dents, aux pieds, etc. (104 à 108, 111, 112). Parasites de l'homme et leur mode de destruction (109). Nécessité de l'exercice physique, gymnastique, sports. Maladies qui menacent les hommes prenant un exercice insuffisant, surtout lorsque l'alimentation est exagérée. Surmenage physique. Surmenage psychique (110, 113 à 117).

VIII. *Hygiène des vêtements* : Divers tissus employés dans les vêtements. Leur valeur relative au point de vue de l'hygiène. Nécessité de leur propreté et, dans certaines circonstances, de leur désinfection (105, 106).

IX. *Hygiène de la maison* : Aération (93). Éclairage (96). Chauffage (94, 95). Propreté. Aménagement des fosses d'aisances (97 à 103). Désinfection des locaux habités par des personnes atteintes de maladies contagieuses (87, 88). Animaux pouvant rendre les maisons incommodes ou insalubres, insectes : punaises, moustiques, etc., ou mammifères : rats, souris (77, 82).

ÉCOLES NORMALES PRIMAIRES D'INSTITUTRICES

Programme identique au précédent. Il comprend, en outre, des *Notions de Puériculture* (120 à 126).

ÉCOLES PRIMAIRES SUPÉRIEURES DE GARÇONS

(*Classe de Troisième année*).

Programme du 26 juillet 1909 (*12 conférences de 1 heure*).

L'eau : Les diverses eaux potables : eaux de source, de rivière, de puits (**26** à **29**). Contamination des eaux (**23** à **25, 67**). Les moyens de purifier les eaux potables : filtration, ébullition (**30** à **32**).

L'air : De la quantité d'air nécessaire dans les habitations. Dangers de l'air confiné (**16, 93**). Renouvellement de l'air (**93**). Altération de l'air par les poussières, par les gaz (**17** à **21, 94** à **96**). Voisinage des marais (**13, 14, 82**).

Les aliments : Alimentation. Falsifications principales des aliments usuels solides et liquides (**48** à **68**). Viandes dangereuses : parasitisme et microbes infectieux; viandes putréfiées (**52, 53, 68**).

Les boissons : Vins, cidres, bières, thé, café, alcool (**33** à **43**). L'alcoolisme (**44** à **47**).

Les maladies contagieuses : Qu'est-ce qu'une maladie contagieuse ou transmissible? (**1** à **5, 69**). Exemple : une maladie type dont la transmission est expérimentalement facile; expériences de Pasteur (**70** à **72**). Moustiques et impaludisme (**82**). Indication rapide des principales maladies contagieuses de l'homme; voies de transmission : l'air, l'eau, la respiration, la digestion (**73, 75** à **78**). Teigne, gale (**109**). Fièvres éruptives : variole, rougeole, scarlatine (**79** à **81**). Tuberculose : transmission de la tuberculose (**53, 55, 74**).

Notions de police sanitaire des animaux : Maladies transmissibles à l'homme : rage, morve, charbon, tuberculose. Abatage, enfouissement (**133** à **135**).

Vaccination, revaccination. Prophylaxie, désinfection, mesures de préservation (**81, 83** à **88**).

Hygiène de la personne : Propreté corporelle; soins à donner à la peau, aux oreilles, aux cheveux, aux dents, etc. (**104** à **112, 118, 119**). Nécessité de l'exercice physique (**113** à **117**).

Hygiène de la maison : Hygiène des vêtements (**105, 106**). Conditions de salubrité d'une maison. La maison salubre; la maison insalubre (**89** à **96**). Matières usées; fosses d'aisances (**97** à **103**). Les maladies transmissibles par les déjections humaines : fièvre typhoïde, choléra (**75**).

ÉCOLES PRIMAIRES SUPÉRIEURES DE JEUNES FILLES

(*Classe de Troisième année*).

Programme identique au précédent. Il comprend, en outre, des *Notions élémentaires de Puériculture :* Allaitement des nouveau-nés (**120** à **124**). Habillement (**126**). Soins divers du premier âge (**125, 126**).

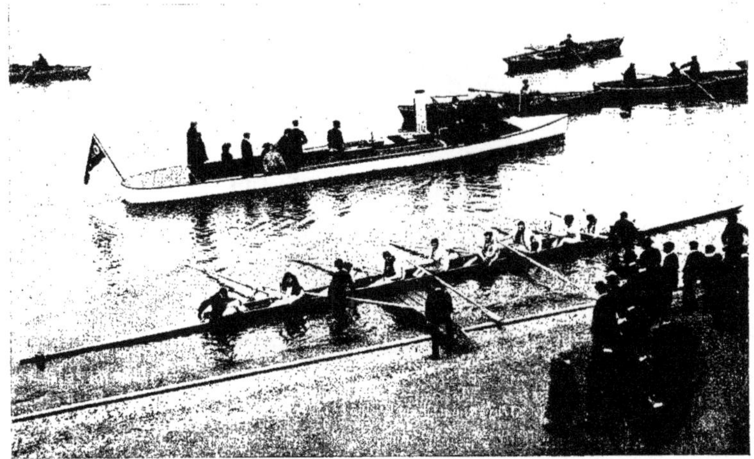

Fig. 1. — Préparatifs de départ d'une course à l'*aviron*.

LES PRÉCEPTES DE L'HYGIÈNE

L'HYGIÈNE a été pratiquée chez certains peuples dès l'antiquité la plus reculée. Elle était en honneur chez les Grecs et les Romains, tout au moins en ce qui concerne la propreté corporelle, les exercices et les jeux. Oubliée pendant tout le Moyen-âge, peu appréciée plus tard, même sous le gouvernement des rois les plus éclairés, elle a pris à notre époque un remarquable essor, dû surtout aux travaux de l'illustre Pasteur (*fig.* 2) et de son école, les Roux, les Chamberland (*fig.* 77), les Metchnikof, les Duclaux, les Yersin, les Calmette. Ces travaux ont mis en évidence le rôle considérable joué dans le développement des maladies par des êtres microscopiques ou *microbes* existant partout autour de nous et dans nous; et, ce qui est mieux, ils ont conduit à la découverte de procédés permettant de combattre, et souvent avec succès, les attaques de ces redoutables ennemis.

L'Hygiène, aujourd'hui, tient, à juste titre, une place importante dans les préoccupations des pouvoirs publics; on enseigne ses préceptes dans toutes les écoles, même les plus élémentaires; on réglemente, on légifère, on punit en son nom. Dans toutes les villes où ses règles sont appliquées par des municipalités soucieuses de leurs devoirs, on meurt moins, c'est-à-dire qu'on voit baisser le chiffre représentant la moyenne de la mortalité et, en même temps, croître la longueur moyenne de la vie humaine.

L'explication scientifique des principes essentiels sur lesquels repose l'Hygiène moderne exige des développements qui font l'objet de ce livre, mais ces principes eux-mêmes peuvent être énoncés en quelques lignes. On ne l'a jamais fait sous une forme plus saisissante ni plus élevée que dans les dix commandements de l'Hygiène affichés dans les écoles suédoises, et que voici :

1° L'*air frais*, jour et nuit, condition nécessaire à la santé, est le meilleur préservatif contre les maladies des poumons.

2° Le *mouvement* est la vie. Faire tous les jours de l'exercice au grand air, en travaillant et en se promenant. C'est le contrepoids du travail sédentaire.

3° *Boire et manger modérément* et simplement. Celui qui préfère à l'alcool l'eau, le lait et les fruits raffermit sa santé et augmente ses capacités de travail et de bonheur.

4° Les *soins intelligents de la peau :* s'endurcir contre le froid par des lavages d'eau glacée quotidiens et prendre, une fois par semaine, un bain chaud, en toute saison. On peut ainsi entretenir sa santé et se préserver des refroidissements.

5° Les *vêtements* ne doivent être ni trop chauds ni trop justes.

6° L'*habitation* doit être exposée au soleil, sèche, spacieuse, propre, claire, agréable et aussi confortable que possible.

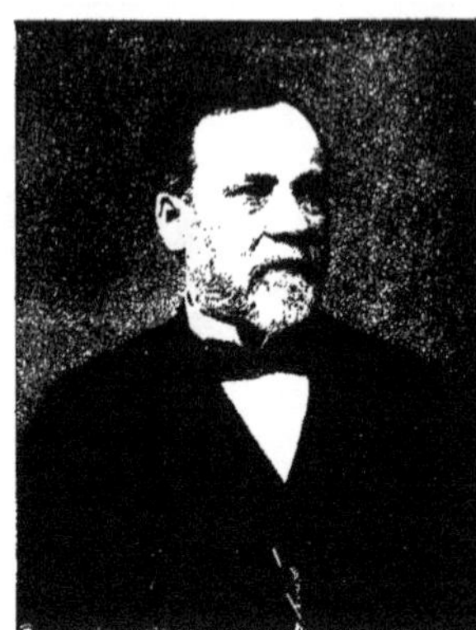

Phot. P. Petit

Fig. 2. — Louis Pasteur.
(L'hygiène moderne résulte de ses recherches sur les microbes.)

7° Une *propreté* rigoureuse en toutes choses : l'air, la nourriture, l'eau, le pain, le linge, les vêtements, la maison, tout doit être propre, le moral aussi : c'est le meilleur préservatif contre le choléra, la fièvre typhoïde et toutes les maladies contagieuses.

8° Le *travail régulier et intensif* est le meilleur préservatif contre les maladies de l'esprit et du corps ; c'est la consolation dans le malheur et le bonheur de la vie.

9° L'homme ne trouve pas le repos et la distraction dans les fêtes bruyantes. *Les nuits sont faites pour dormir.* Les heures de loisir doivent être données à la famille et aux satisfactions intellectuelles.

10° La première condition d'une bonne santé est une vie fécondée par le *travail* et ennoblie par de bonnes actions et des joies saines. Le désir d'être un bon membre de sa famille, un bon travailleur dans sa sphère, un bon citoyen dans sa patrie, donne à la vie un prix inestimable.

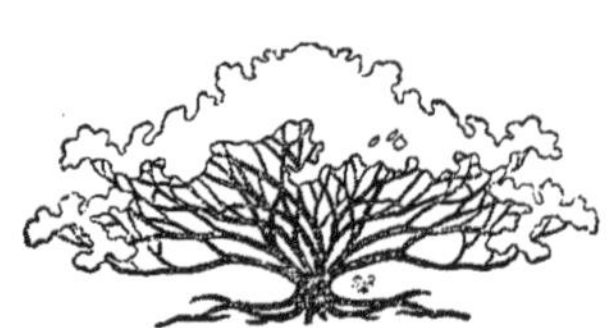

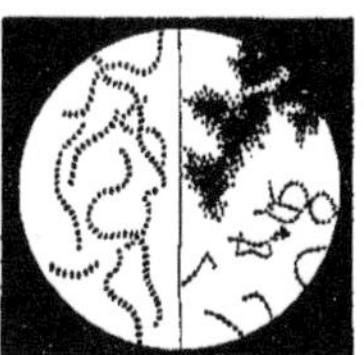
Fig. 3. — *Microcoque.* (Pus et Érysipèle.)

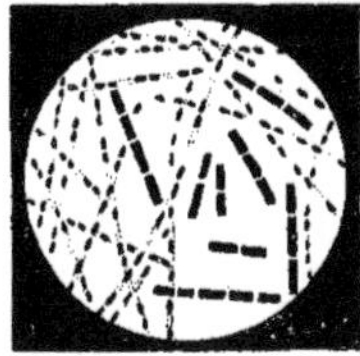
Fig. 4. — *Bacille.* (Charbon.)

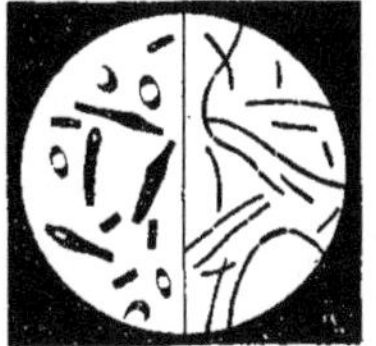
Fig. 5. — *Vibrion.* (Gangrène.)

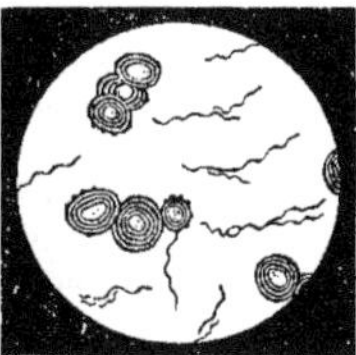
Fig. 6. — *Spirille.* (Fièvre récurrente.)

I. LES MICROBES

1. Importance de l'hygiène. — L'hygiène est la science qui nous enseigne les préceptes permettant de conserver la santé. Il y a lieu de distinguer l'hygiène *individuelle*, qui s'occupe de prémunir chacun de nous contre les atteintes de la maladie, et l'hygiène *collective* ou *sociale*, consistant en un ensemble de mesures générales prises par le gouvernement de chaque nation, en vue d'éviter la propagation des maladies. L'hygiène publique est devenue un service important chez les nations civilisées et comporte toute une législation (**127**).

La santé peut être troublée par les influences extérieures : le froid, l'humidité, etc., ou par l'introduction dans notre organisme de *poisons* ou de *parasites*. Ces derniers sont des *vers* qui pénètrent dans notre tube digestif avec l'eau ou la viande, ou ce sont des êtres unicellulaires microscopiques nommés *microbes*.

❀ *L'hygiène apprend à conserver la santé; elle comprend l'hygiène individuelle et l'hygiène sociale. La santé peut être troublée par les influences* extérieures *ou par l'introduction dans notre corps de* poisons *ou de* parasites.

2. Nature et forme des microbes. — Les microbes sont répandus abondamment partout, dans le sol, l'eau, l'air, dans le corps des êtres vivants. Ils appartiennent, pour la plupart, à la classe des Algues et, malgré l'absence de pigment, on les a rangés dans l'ordre des Algues bleues, où ils forment la famille des Bactériacées. On en distingue trois groupes : les formes arrondies ou *microcoques* (*fig.* 3), les formes droites ou *bacilles* (*fig.* 4), les formes plus ou moins tordues, comprenant les *vibrions* (*fig.* 5), simplement arqués, et les *spirilles* (*fig.* 6), contournés en hélice. Le terme général de *bactéries* leur est souvent appliqué. Leur membrane d'enveloppe présente parfois des cils vibratiles qui les rendent mobiles. Beaucoup de bactéries sont polymorphes : une légère variation dans la température ou la composition du milieu nutritif provoque des changements de formes qui en rendent la détermination difficile. Certains microcoques n'ont que $0^{mm},001$ de diamètre ; les spirilles ont jusqu'à $0^{mm},040$ de longueur.

❀ *La plupart des microbes sont des Algues de la famille des* Bactériacées. *On distingue les formes rondes* (microcoques), *droites* (bacilles), *ou tordues* (vibrion, spirille).

3. Multiplication des Bactéries. — Quand les Bactéries sont placées dans un milieu nourricier favorable, elles se multiplient avec une extrême rapidité : en quelques heures une Bactérie peut en donner des millions d'autres semblables (*fig.* 7). A cet effet, chacune d'elles s'allonge, s'étrangle en son milieu et donne deux microbes qui se séparent. Dans certains cas cependant, plusieurs des cellules formées restent unies en chapelet.

Quand, au contraire, les conditions d'existence deviennent défavorables, par exemple si l'eau vient à manquer, le protoplasme du microbe se rassemble en une petite sphère qui s'entoure d'une deuxième membrane : c'est alors une *spore*, forme très résistante à la chaleur, à la sécheresse, et qui, mélangée aux poussières, pourra attendre, pendant des années, à l'état de vie *ralentie*, des conditions favorables; quand celles-ci se produisent, la spore absorbe l'eau, se gonfle, sa membrane externe éclate, elle revient à la vie *active :* c'est une bactérie qui va se multiplier rapidement.

❀ *Les* Bactéries *se multiplient très vite en milieu favorable ou, en cas contraire, deviennent des* spores *résistantes, à vie ralentie.*

4. **Rôle des Bactéries.** — Les Bactéries, étant dépourvues de chlorophylle, ne peuvent assimiler le carbone : elles sont *saprophytes*, c'est-à-dire puisent leur nourriture dans les substances d'origine organique, ou bien elles sont *parasites* dans le corps des êtres vivants. Il en résulte la division des microbes en deux groupes, d'après leur fonction : les microbes ferments et les microbes pathogènes.

Les microbes *ferments* modifient les matières organiques : lait, feuilles mortes, etc., dans lesquelles ils vivent, et les ramènent, par oxydation, hydratation, dédoublement, à l'état d'eau, d'acide carbonique, d'ammoniaque, etc. Les ferments *aérobies* ont besoin d'oxygène libre pour vivre; tel est le Micrecoque acétique, agent de la transformation du vin en vinaigre; les ferments *anaérobies*, au contraire, sont tués par l'oxygène libre; ils empruntent l'oxygène nécessaire à leur respiration au milieu dans lequel ils vivent, tel est le Bacille amylobacter, l'un des plus répandus de la nature; c'est l'agent de la fermentation butyrique, par laquelle beaucoup d'hydrates de carbone sont détruits, avec dégagement d'acide carbonique, d'hydrogène et formation d'acide butyrique. La *putréfaction* est une fermentation des substances mortes.

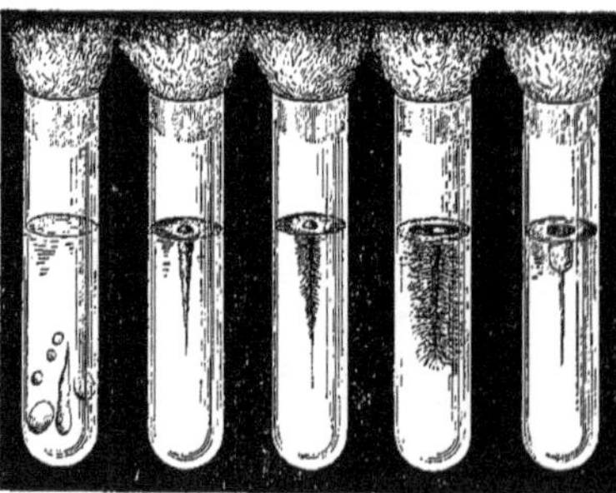

Fig. 7. — *Cultures microbiennes* dans le bouillon et la gélatine.

Les microbes *pathogènes* causent la plupart de nos maladies et celles des animaux; tels sont le bacille de la tuberculose, le vibrion du choléra. Dans l'organisme qu'ils atteignent, ils sécrètent des poisons ou *toxines*. L'étude des microbes pathogènes est la partie la plus importante de l'hygiène moderne. Les maladies microbiennes sont *contagieuses*, c'est-à-dire se transmettent par l'air, l'eau, les aliments; mais elles sont *évitables* par l'hygiène. L'étude des fermentations et des maladies microbiennes est due presque entièrement à Pasteur et à ses disciples.

❀ *Les bactéries sont* saprophytes *ou* parasites; *on distingue, par suite, les microbes* ferments *et les microbes* pathogènes; *ces derniers produisent les maladies* contagieuses.

5. **Culture et destruction des microbes.** — Pour étudier les microbes on les cultive dans des milieux nutritifs, comme le bouillon de viande contenu dans des vases de formes diverses, et notamment dans des matras de verre (*fig.* 8) fermés par un tampon d'ouate; l'ouate permet l'accès de l'air, mais arrête les poussières, en même temps que les germes étrangers qui viendraient troubler la culture.

Les microbes sont détruits par l'oxygène, la lumière, la chaleur et par les substances dites *antiseptiques;* leurs spores sont beaucoup plus résistantes. *Stériliser* de l'eau, du lait ou une substance quelconque, c'est détruire tous les germes qu'elle renferme.

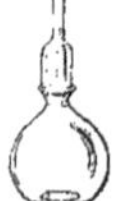

Fig. 8. Ballon de Pasteur.

❀ *On étudie les microbes en les* cultivant *en milieux appropriés.* Stériliser *une substance, c'est détruire tous les germes qu'elle renferme.*

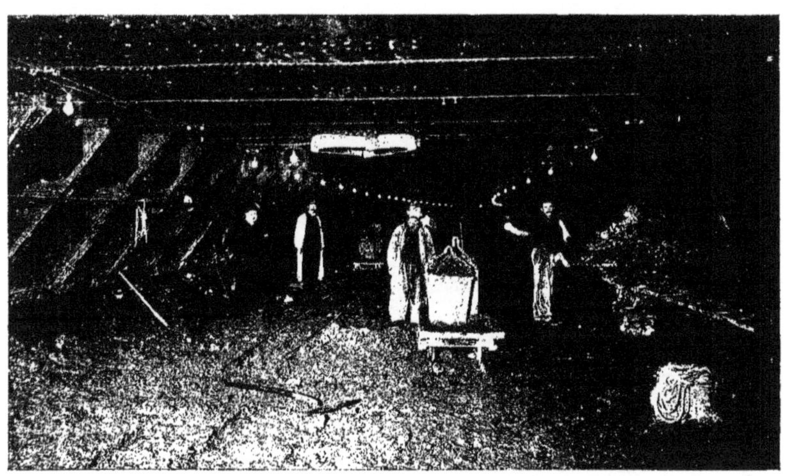

Fig. 9. — Chambre de travail de l'un des caissons à *air comprimé* immergés sous la Seine pour la construction d'un tunnel du Métropolitain de Paris.

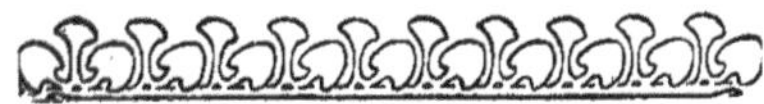

II. LE MILIEU

6. **Le milieu naturel.** — Les qualités du milieu dans lequel vit l'homme ont une grande influence sur sa santé. Le milieu *naturel* comprend l'atmosphère dans laquelle son corps est plongé et le sol avec lequel il est en contact. Pour se soustraire aux intempéries, l'homme a cherché d'abord un abri dans les cavités naturelles du sol, puis, plus tard, il s'est construit une demeure, dans laquelle il passe une grande partie de sa vie, et qui constitue un milieu *artificiel* (**89**).

Dans le présent chapitre nous étudierons successivement, au point de vue de l'influence qu'elles peuvent exercer sur la santé, la température, l'humidité, la pression et les diverses propriétés physiques de l'*atmosphère,* puis la nature du *sol.*

❁ *Le milieu* naturel *dans lequel est l'homme comprend l'atmosphère et le sol ; l'habitation constitue un milieu* artificiel.

TEMPÉRATURE, HUMIDITÉ

7. **Climats ; variations de la température.** — La température atmosphérique a une grande influence sur la santé ; elle varie en un même lieu avec l'heure du jour, la saison, etc. ; elle est l'élément le plus important des *climats,* lesquels dépendent de très nombreuses conditions, mais surtout de la latitude, c'est-à-dire de l'obliquité plus ou moins grande avec laquelle les rayons solaires frappent le sol. L'homme peut vivre sous tous les climats et supporter des froids de — 60° en Laponie et des chaleurs supérieures à + 50° au Sénégal ; mais pour les habitants des régions tempérées les climats excessifs sont nuisibles. Notre carte (*fig.* 10) montre les principales lignes *isothermes*, c'est-à-dire reliant les points dont la température moyenne est la même.

Les variations brusques de température causent une foule d'affections; on s'en préserve, dans la mesure du possible, par le vêtement (**105**) et par l'habitation (**89**). L'exposition à un violent courant d'air, lorsqu'on

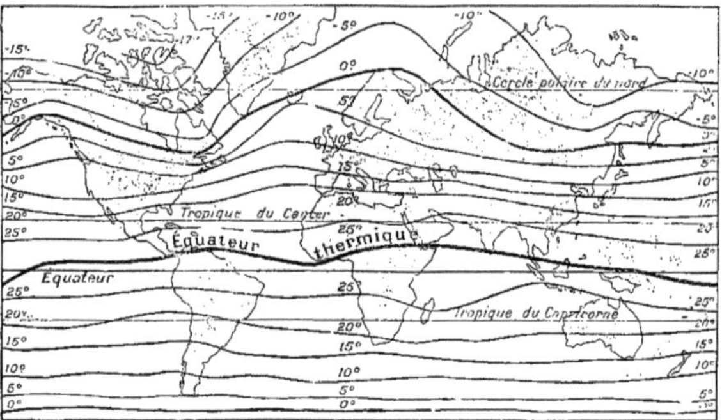

Fig. 10. — Lignes *isothermes* du globe.

est en transpiration, amène une évaporation trop rapide de la sueur, accompagnée d'un vif refroidissement pouvant déterminer la pneumonie et devenir la cause occasionnelle de la tuberculose. L'ingestion brusque d'une grande quantité de boisson glacée, quand on a très chaud, peut être mortelle.

❀ *La* température *influe beaucoup sur la santé; l'habitant des régions tempérées supporte mal les climats excessifs. Les brusques* refroidissements *sont très dangereux.*

8. Action de la chaleur. — L'organisme lutte contre la chaleur par une transpiration active ayant pour conséquences une soif intense, en même temps qu'une diminution de l'excrétion urinaire; le calibre des artérioles de la peau augmente, de façon à rafraîchir plus fréquemment la nappe sanguine au voisinage de l'air extérieur; les combustions internes diminuent avec l'activité physique et l'appétit; l'activité du foie est, au contraire, exagérée. Une chaleur *prolongée* amène des troubles de la nutrition, une paresse physique et intellectuelle, et à la longue l'*anémie des pays chauds*, avec des affections du foie et de l'intestin (dysenterie).

Une chaleur *intense* peut épuiser les moyens de résistance de l'organisme; la température du corps s'élève alors, le malade tombe et la mort peut survenir : c'est le *coup de chaleur* ou *insolation*. On s'en préserve par l'entraînement à la fatigue et à la chaleur, par le port de vêtements légers, non serrés, par l'ingestion fréquente de petites quantités de boissons aqueuses fraîches.

On traite le coup de chaleur par le repos à l'ombre et par des affusions d'eau froide sur le visage, les vêtements du malade étant desserrés. De plus, on pratique, au besoin, la respiration artificielle, accompagnée de tractions rythmées de la langue (**118**).

❀ *L'organisme a des moyens de lutter contre la chaleur; mais une chaleur prolongée l'épuise, amène* l'anémie; *une chaleur intense peut provoquer le* coup de chaleur.

9. Action du froid. — L'organisme se défend contre le froid par une activité respiratoire plus grande, déterminant un accroissement de l'appétit; par le rétrécissement des artérioles de la peau, d'où un refroidissement superficiel qui diminue la perte de chaleur par rayonnement; enfin par l'activité musculaire. Les voies respiratoires, fatiguées par le surcroît de travail, deviennent plus réceptives aux maladies; le froid atteint d'abord les parties périphériques : mains, pieds, nez, oreilles; la circulation s'y ralentit à l'excès; le retour à la chaleur détermine une réaction, avec les démangeaisons passagères de l'*onglée* ou plus persistantes des *engelures*.

Un refroidissement prolongé peut même empêcher le retour de la circulation dans la partie atteinte, qui se congèle et se mortifie.

L'organisme ne peut lutter indéfiniment contre un froid intense; la température du corps s'abaisse, un engourdissement survient, accompagné d'une somnolence souvent mortelle : c'est le *coup de froid*, dont moururent tant de nos soldats pendant la retraite de Russie, en 1812. On traite le coup de froid par des frictions énergiques avec de la neige, puis de l'eau froide; enfin on porte le malade dans une salle dont on élève peu à peu la température.

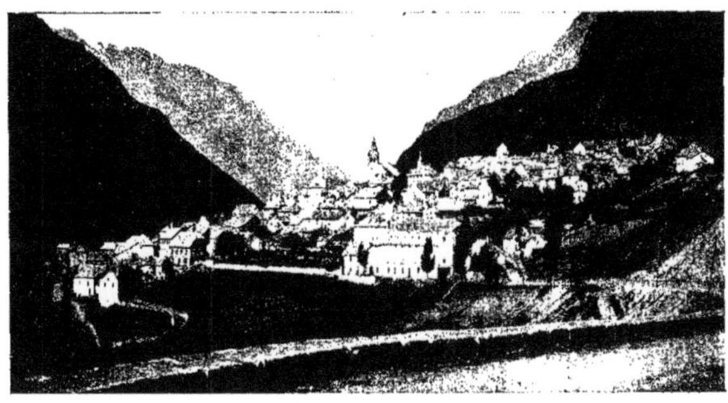

Fig. 11. — La Grave, *station d'altitude* à 1 526 mètres (Hautes-Alpes).

❀ *Le froid est nuisible aux* voies respiratoires; *il ralentit à l'excès la circulation dans les parties* périphériques *du corps; il peut même agir sur tout l'organisme et produire le* coup de froid, *souvent mortel.*

10. Humidité; vent; luminosité. — L'humidité, le vent, la luminosité sont aussi des facteurs importants des climats; leur action influe sur l'état sanitaire. Un froid *humide* est plus nuisible aux voies respiratoires qu'un froid sec; une chaleur humide est malsaine, parce que la transpiration, principal mode de réaction de l'organisme contre l'élévation de la température, s'effectue mal dans un air déjà saturé de vapeur d'eau. C'est ce que montre nettement l'expérience : un lapin, placé dans une étuve *sèche* à la température de 100°, résiste 10 minutes; tandis qu'il ne résiste que 2 minutes dans une étuve *humide* à la température de 80°.

Le *vent* purifie l'atmosphère souillée des villes; il active l'évaporation cutanée et refroidit le corps; il aggrave en hiver les effets du froid; il est bienfaisant en été. Le vent de mer, chargé de particules salines, a une action tonique et excitante.

La *luminosité* agit d'une façon mal connue, mais bienfaisante, sur l'organisme et, de plus, la lumière des rayons solaires atténue le pouvoir nuisible ou même détruit les germes pathogènes qui flottent dans l'air.

Le *coup de soleil*, qu'il ne faut pas confondre avec le coup de chaleur, est une altération superficielle de la peau sous l'action des rayons solaires, avec rougeur, sensation de cuisson, soulèvement et chute de l'épiderme.

❀ *L'excès d'*humidité *aggrave les effets du froid ou de la chaleur. Le* vent *active l'évaporation cutanée. La* luminosité *agit d'une manière favorable à l'organisme.*

PRESSION DE L'ATMOSPHÈRE

11. Air raréfié. — A mesure qu'on s'élève dans l'atmosphère, la pression diminue rapidement; à 6000 mètres, elle n'a plus que la moitié de sa valeur au niveau de la mer. A cette altitude, il pénètre bien encore, à chaque inspiration, un demi-litre d'air dans les poumons, mais ce demi-litre représente un poids moitié moindre d'oxygène. L'organisme lutte contre la diminution de l'oxygène : les mouvements respiratoires s'accélèrent, la circulation s'active et les globules rouges se multiplient en peu de temps, d'où les bons effets de la *cure d'altitude* chez les anémiques (*fig.* 11).

Cette adaptation de l'organisme ne peut se produire quand l'altitude change à chaque instant ou devient trop forte. A la diminution d'oxygène inspiré, s'ajoute la diminution de l'acide carbonique dans le sang; de plus, la pression des liquides internes n'étant plus équilibrée par la pression extérieure, il y a tendance à la rupture des petits vaisseaux sanguins; le malaise commence souvent vers 3 000 mètres et s'accentue avec la hauteur : lassitude extrême, essoufflement, vertige, hémorragies, parfois syncope, constituent le *mal de montagne,* auquel sont sujets les aéronautes et les alpinistes, ces derniers beaucoup plus tôt que les premiers, en raison des efforts musculaires auxquels ils se livrent. Aux très grandes altitudes la mort peut survenir, ainsi que l'a prouvé, en 1875, la catastrophe du ballon le *Zénith,* dans laquelle deux aéronautes, Crocé-Spinelli et Sivel, périrent après s'être élevés à plus de 8000 mètres. On combat efficacement le mal de montagne par des inhalations d'oxygène pur, pratiquées avant l'apparition des premiers symptômes.

❀ *La vie dans l'air* raréfié *des régions élevées augmente le nombre des globules rouges; mais les changements* brusques *d'altitude déterminent le* mal de montagne *par l'insuffisance de la ration d'*oxygène *et la diminution de la* pression *extérieure.*

12. **Air comprimé.** — De nombreux ouvriers passent aujourd'hui une partie de leur existence dans de l'air comprimé de 2 à 4 atmosphères; ce sont les scaphandriers ou encore les ouvriers qui édifient les piles de pont ou percent des tunnels dans des caissons où l'on comprime l'air (*fig.* 9 et 12) pour empêcher l'invasion par l'eau. Les ouvriers jeunes et bien portants supportent aisément ces pressions pendant plusieurs heures chaque jour. Le danger est dans la décompression; celle-ci doit se faire lentement; sous l'influence de la pression, en effet, le plasma sanguin a dissous une grande quantité de gaz, et principalement de l'azote, qu'une décompression brusque fait dégager. Ces gaz forment alors dans les capillaires des bulles qui gênent la circulation et peuvent déterminer la mort.

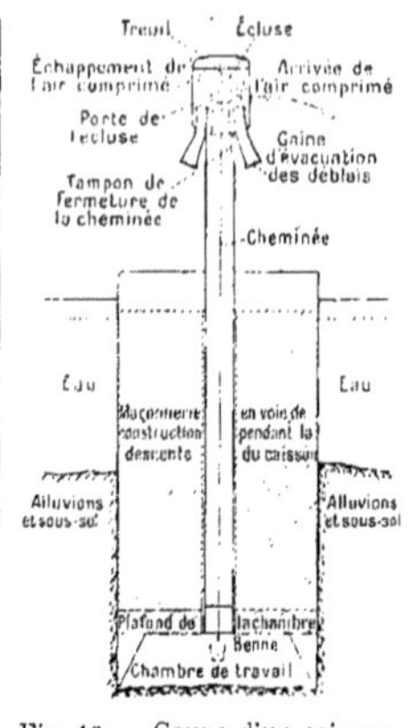

Fig. 12. — Coupe d'un caisson à *air comprimé*, immergé sous la Seine à Paris.

En France, la loi (15 déc. 1908) exige un minimum de 5 minutes pour augmenter la pression de l'air de 1 kilogramme par centimètre carré, un minimum de 15 minutes pour décomprimer de 3 à 2 kilogrammes, de 10 minutes au-dessous de 2 kilogrammes.

❀ *La vie dans l'air* comprimé *jusqu'à 4 atmosphères n'entraîne habituellement aucun trouble, mais la* décompression brusque, *rendant libres les gaz qui sont abondamment dissous dans le sang, peut être mortelle.*

LE SOL

13. **Relief et nature du sol.** — Le *relief* du terrain, l'état de sa *surface* ont une influence sur la santé; c'est ainsi que l'air est plus pur sur les hauteurs, à cause de son renouvellement continuel par le vent, et que les régions boisées sont à climat plus constant que celles dont la surface est dénudée. Mais c'est surtout la nature du *sous-sol* et sa plus ou moins grande perméabilité qui ont de l'importance en hygiène, car elles influent sur le régime et la valeur alimentaire des eaux (**27**) dans une région. Si, par exemple, une couche imperméable est trop voisine de la surface, la contrée est insalubre par son terrain marécageux

et par ses eaux insuffisamment filtrées. Les conditions hygiéniques les plus favorables sont réalisées par une couche perméable assez épaisse pour amener le drainage complet de la surface du sol et la filtration des eaux pluviales qui, en pénétrant dans le sol, alimentent la nappe souterraine où sera puisée l'eau de boisson; mais il faut aussi que les particules qui composent la couche perméable soient assez rapprochées pour que la pénétration de l'eau soit très lente, ce qui en rend la filtration parfaite.

❀ *Le* relief *du terrain, l'état de sa* surface *et la nature du* sous-sol *ont une grande importance sanitaire, surtout parce qu'ils déterminent la valeur alimentaire des* eaux.

14. Microbes du sol. — Le sol est constamment souillé, surtout au voisinage des agglomérations, par les débris animaux et végétaux et par tous les déchets de la vie; il contient, d'après Pasteur, 100 000 fois plus de microbes que l'air. Le sol est l'habitat normal du bacille du tétanos (*fig.* 13), redoutable microbe pathogène (**78**); les spores du charbon, de la tuberculose, de la fièvre typhoïde, du choléra (*fig.* **81** et 82) peuvent y conserver longtemps leur vitalité, mais à mesure qu'on s'enfonce dans la profondeur, les microbes deviennent plus rares par suite de l'absence d'oxygène. C'est dans le sol que les eaux prennent la plus grande partie de leurs microbes.

Le sol renferme aussi des microbes utiles qui le purifient, principalement ceux qui produisent la fermentation *ammoniacale*, ou transformation en ammoniaque des composés organiques azotés produits par les êtres vivants ou résultant de la décomposition de leurs cadavres, et ceux de la *nitrification* (*fig.* 14), qui oxydent les matières organiques et les transforment en azotites, puis en azotates ou nitrates utilisables par les plantes.

❀ *Les microbes nuisibles sont nombreux à la surface du sol; les microbes nitrificateurs le* purifient *en oxydant les matières organiques qu'ils transforment en nitrates.*

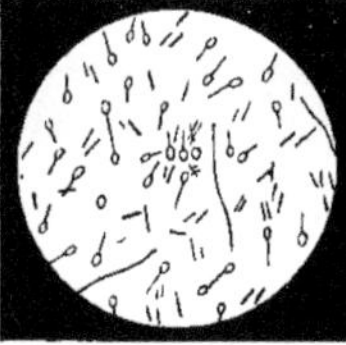

Fig. 13. — Bacille du *tétanos*.

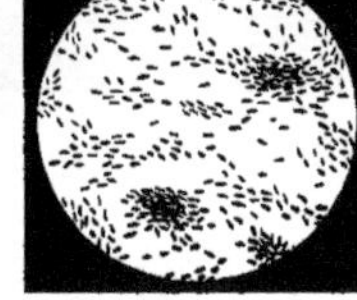

Fig. 14. — Microbe de la *nitrification*.

I. — TABLEAU-RÉSUMÉ DE L'INFLUENCE SANITAIRE DU MILIEU.

FACTEURS AGISSANT SUR LA SANTÉ.			MODES D'ACTION.
ATMOSPHÈRE.	PRESSION.	*Air raréfié*	Station à une altitude moyenne : multiplication des globules rouges (*cure d'altitude*). Changements brusques d'altitude; fortes altitudes : *mal de montagne*.
		Air comprimé	Pas d'effets nuisibles jusqu'à 4 atmosphères; éviter la compression et la décompression brusques.
	TEMPÉRATURE.	*Variations*	Danger des refroidissements brusques.
		Chaleur	Chaleur prolongée : *anémie*, affections du *foie*, de l'*intestin*. Chaleur intense : *coup de chaleur*.
		Froid	Sur les voies respiratoires : *rhumes, bronchites*, etc. Sur les parties périphériques : *onglée, engelures, congélation*. Froid intense et prolongé : *coup de froid*.
	HUMIDITÉ		Aggrave l'action du froid ou de la chaleur.
	VENT		Aggrave l'action du froid; diminue celle de la chaleur.
	LUMINOSITÉ		Action bienfaisante sur l'organisme.
SOL	RELIEF		Pureté de l'air des sommets.
	SURFACE		Diminution des écarts de température par le boisement.
	SOUS-SOL		Imperméable près de la surface : terrain marécageux et eau malsaine.
	MICROBES		Abondance des microbes à la surface (*tétanos*).

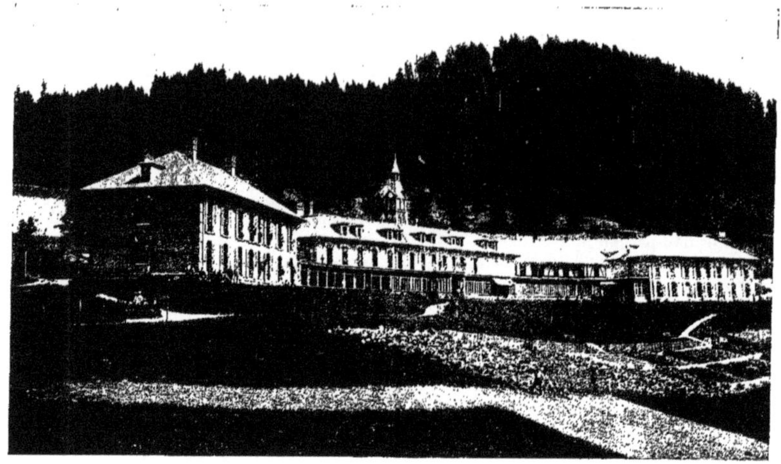

Fig. 15. — Vue du *Sanatorium* d'Heiligen Schwendi, en Suisse.

III. L'AIR

15. Composition de l'air atmosphérique. — L'air n'est pas seulement un *milieu* agissant sur notre organisme par ses propriétés *physiques*, comme la pression et la température; c'est aussi un *aliment* indispensable, dont les propriétés *chimiques* nous intéressent. Par les phénomènes de la respiration, il pénètre dans les alvéoles pulmonaires où l'hémoglobine des globules rouges vient s'en emparer pour le transporter dans tous les tissus.

L'air atmosphérique contient, pour **100** litres, environ 79 litres d'azote, 21 d'oxygène, 3 à 4 centilitres de gaz carbonique, de très petites quantités d'argon et d'autres gaz rares, enfin de la vapeur d'eau en proportion variable. Il renferme souvent des impuretés *gazeuses* et des particules solides ou *poussières*.

❀ *L'air est un* aliment *absolument indispensable par son oxygène; il contient des impuretés* gazeuses *et des* poussières.

IMPURETÉS GAZEUSES

16. Viciation de l'air en espace clos. — L'air des villes renferme toujours de l'ammoniaque, de l'acide sulfhydrique, de l'oxyde de carbone provenant des usines ou des cheminées des maisons, mais c'est surtout dans les espaces clos que la composition de l'air se modifie. Les causes en sont la *respiration* des personnes et le fonctionnement des appareils de *chauffage* (**94**) et d'*éclairage* (**96**).

Un homme consomme par heure de 20 à 25 litres d'oxygène, et rejette de 16 à 18 litres de gaz carbonique, de la vapeur d'eau et des toxines volatiles encore mal définies. La peau rejette aussi dans l'air des gaz et des produits odorants toxiques. Lorsque, venant du dehors, on pénètre dans une classe, dans un dortoir, une salle de réunion, on sent trop aisément ces odeurs ; si la salle est trop close ou si elle renferme un trop grand nombre de personnes, la respiration dans cet air *confiné* amène souvent des troubles respiratoires. En 1857, lors de la révolte des Indes, sur 146 prisonniers enfermés à Calcutta dans une prison trop étroite, presque tous périrent asphyxiés. Le malaise qu'on éprouve parfois dans une salle de spectacle est causé, non surtout par la chaleur, mais par l'impureté de l'air.

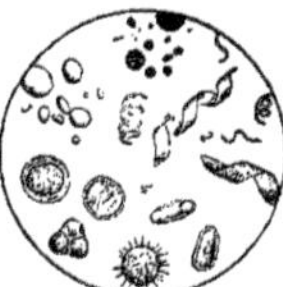

Fig. 16. *Poussières* et *pollen* atmosphériques.

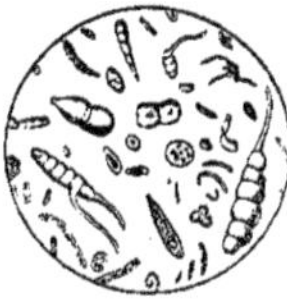

Fig. 17. *Spores* diverses de cryptogames.

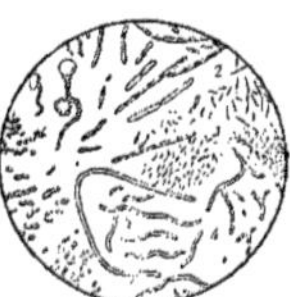

Fig. 18. *Microbes* atmosphériques.

Une expérience due à Brown-Séquard et d'Arsonval montre l'existence des toxines respiratoires. Un courant d'air lent passe dans une série de caisses reliées entre elles par des tubes et dont chacune contient un cobaye. On retient le gaz carbonique provenant de la respiration de ces animaux par des flacons laveurs placés entre les différentes caisses et contenant une solution de potasse caustique ; l'air arrive donc, privé de ce gaz, à tous les cobayes et cependant le cobaye le plus éloigné du tube amenant l'air meurt au bout de peu de temps, puis successivement chacun des autres, sauf le premier qui reçoit de l'air pur.

Dans de l'air non chargé d'acide carbonique, il se produit des troubles respiratoires, quand la proportion d'oxygène s'abaisse à 16 pour 100, comme dans certaines galeries de mines mal ventilées ; la mort survient à 9 pour 100. D'autre part, le gaz carbonique est un poison anesthésiant ; dès que sa proportion dépasse 0,1 pour 100 dans un air contenant d'ailleurs suffisamment d'oxygène, il est nuisible ; si sa pression augmente dans l'air, le gaz carbonique contenu dans le sang ne peut plus se dégager, s'accumule et amène la mort.

Dans l'air confiné, il y a en même temps diminution d'oxygène et augmentation de gaz carbonique, mais dans des limites d'ordinaire assez faibles, et il faut expliquer surtout les troubles asphyxiques par la présence des toxines respiratoires. La mort survient rarement, mais la vie habituelle dans un air confiné produit l'anémie et rend l'organisme plus réceptif aux maladies contagieuses.

✿ *La* respiration *modifie la composition de l'air en espace* clos ; *elle consomme de l'oxygène, rejette du gaz carbonique et des composés volatils, ou* toxines. *La vie habituelle dans l'air confiné* affaiblit *l'organisme.*

PARTICULES SOLIDES

17. **Poussières de l'air.** — Les *particules solides* flottent longtemps dans l'air, grâce à leur extrême ténuité ; leur présence est manifeste lorsqu'un rayon de soleil, pénétrant par une fente étroite d'un volet, vient les éclairer. Pour étudier ces poussières, on les recueille sur une lame de verre recouverte d'une substance visqueuse, comme la glycérine ; l'examen microscopique montre qu'elles sont de deux sortes : les poussières inertes et les poussières animées ou *germes*.

Les poussières *inertes* sont de fines particules de charbon, abondantes surtout dans l'air des villes, et laissant des traces qu'on retrouve à l'autopsie dans les poumons des citadins ; ce sont aussi des grains de sable, des fragments de terre et de pierre, des filaments de laine et de coton provenant des vêtements, des débris animaux, comme duvet, débris d'épiderme, écailles de papillons, fragments de pattes ou d'ailes d'insectes et débris végétaux, comme amidon (3, *fig.* 16), poils, fragments de cellules, de vaisseaux, de trachées (2, *fig.* 16).

Les poussières *animées* sont des grains de pollen (4, *fig.* 16), abondants surtout en été, des spores cryptogamiques donnant les moisissures et les levures (*fig.* 17), enfin des microbes (*fig.* 18). Le poids moyen des poussières est de 6 à 8 milligrammes par mètre cube d'air; il est plus grand dans les villes et dans les lieux habités qu'en forêt ou au-dessus d'un pré; il diminue par les temps humides et calmes.

✿ *En plus des impuretés* gazeuses, *l'air renferme des poussières inertes et des poussières animées ou* germes; *les* poussières *sont abondantes dans les villes, par temps sec.*

18. Germes de l'air; expériences de Pasteur. — Les germes que transporte l'air, et surtout leurs spores, peuvent conserver longtemps leur vitalité et lorsqu'ils tombent dans un milieu nutritif convenable, ils s'y développent et s'y multiplient rapidement; c'est ce que les travaux de Pasteur ont montré en 1862, à la suite de longues polémiques avec d'autres savants qui croyaient à la *génération spontanée*, c'est-à-dire à ce que des êtres inférieurs* peuvent naître spontanément de la matière morte. Pasteur a démontré que, dans les conditions où il a expérimenté, un liquide organique ne s'altère, ne donne une culture que si un germe apporté par l'air y a pénétré. Il fit à ce sujet un grand nombre d'expériences célèbres; nous en citerons deux, qui sont particulièrement intéressantes.

Dans un trou percé à travers un mur, on met un tube de verre renfermant un tampon de coton-poudre, et de l'intérieur du laboratoire on aspire avec une trompe l'air de la rue, qui filtre à travers le tampon et y dépose ses poussières. A la fin de l'opération, on dissout le coton dans l'éther et on observe les poussières au microscope; on y trouve des particules inertes et des germes; ces derniers se développent quand on les place dans un milieu nutritif. Ce sont donc les germes apportés par l'air qui produisent les moisissures, la fermentation du jus de raisin et des autres jus sucrés, l'aigrissement du lait, du bouillon, l'altération des matières organiques et aussi, évidemment, certaines de nos maladies.

Il en résulte que si l'on met un liquide altérable à l'abri de l'air, on peut le conserver indéfiniment. Pasteur l'a montré en plaçant le liquide à conserver, lait, bouillon, urine, dans un ballon à long col. On fait bouillir longtemps pour *stériliser*, puis on ferme le col à la lampe. Si l'opération a été bien faite, le liquide reste indéfiniment clair (*fig.* 19); si on casse la pointe du ballon, après avoir passé cette pointe et la pince qui sert à la casser dans la flamme d'une lampe à alcool, l'air extérieur pénètre en sifflant, amenant avec lui des germes. On referme aussitôt le ballon en faisant fondre la pointe à la lampe, on le porte dans une étuve à 35° et le liquide fermente. Si l'on opère dans une atmosphère très pure, par exemple sur une montagne, à 2000 mètres d'altitude, comme le fit Pasteur à Montauvert, près de la Mer de Glace, le liquide contenu dans le ballon ne fermente pas, parce que, à ces hauteurs, l'air est complètement privé de germes.

✿ *Pasteur a montré que les* germes *en suspension dans l'air* se développent *lorsqu'ils tombent dans un milieu convenable; ils produisent des fermentations, des maladies. Un liquide altérable qui a été* stérilisé *et mis à l'abri de l'air se conserve indéfiniment.*

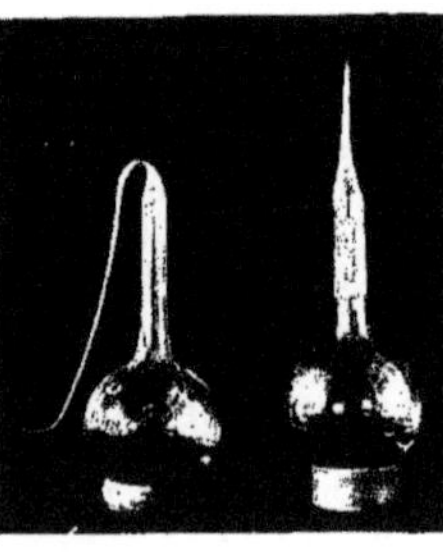

Fig. 19. *Ballons* ayant servi à Pasteur.

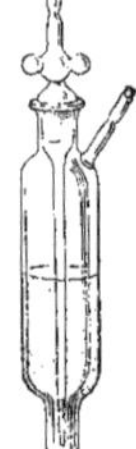

Fig. 20. *Barboteur.*

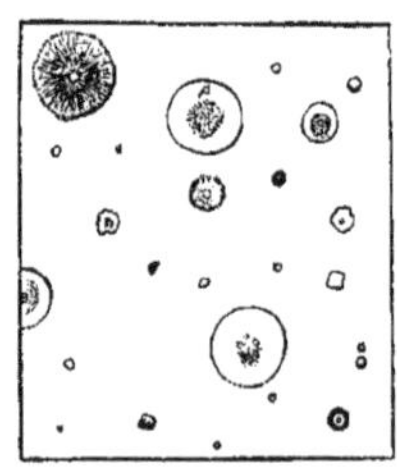

Fig. 21. *Colonies* de *microbes.*

19. Nombre des microbes de l'air. — Pour compter le nombre des bactéries atmosphériques en un lieu donné, on fait passer par aspiration un volume connu d'air dans un matras *barboteur* (*fig.* 20). L'air aspiré suit le tube central et barbote dans la gélatine stérilisée, que la chaleur suffit à liquéfier. Avec un centimètre cube de cette gélatine, on ensemence un bouillon de culture stérilisé et assez riche en gélatine pour se solidifier à 22°, par exemple. Après avoir agité pour répartir les microbes, on verse dans un vase plat de verre muni d'un couvercle, et on place ce vase dans une étuve chauffée (*fig.* 28) à la température de 20°, qui est très favorable à la multiplication des microbes. Chaque germe introduit avec l'air se multiplie et donne une colonie qui apparaît bientôt sous forme d'une petite tache (*fig.* 21). Il est facile de compter ces colonies et d'en déterminer la nature; un calcul simple donnera le nombre total des bactéries contenues dans le volume d'air aspiré.

On a constaté que les microbes sont incomparablement moins nombreux dans l'air que dans l'eau : une eau est considérée comme pure tant qu'elle ne contient pas plus de 1 000 microbes non pathogènes par *centimètre cube*, soit 1 milliard dans un mètre cube. L'air très souillé d'une salle, à l'hôpital, peut en renfermer 50 000 par *mètre* cube. C'est que l'eau est pour les microbes non seulement un véhicule, mais un habitat : certaines espèces s'y multiplient; il n'en est pas de même dans l'air. Le nombre des microbes de l'air diminue avec l'humidité; il est plus grand à la ville qu'à la campagne; très faible aux niveaux élevés et au large, en mer.

✿ *On compte les germes de l'air en les recueillant dans la gélatine d'un* barboteur, *puis en les cultivant dans un milieu nutritif où chacun d'eux se développe et forme une* colonie *visible. Les microbes sont bien moins nombreux dans* l'air *que dans l'eau.*

20. Poussières et germes nuisibles de l'air. — Le mucus et les cils vibratiles des voies respiratoires retiennent et chassent poussières et germes. De l'air qui, à l'inspiration, renferme 20 000 germes au mètre cube n'en contient plus que 40 après l'expiration; mais si les poussières inspirées sont, chaque jour, trop abondantes, la puissance défensive des poumons est dépassée et l'organisme reste envahi. Nous distinguerons à ce point de vue les poussières *inertes*, les poussières *toxiques* et les *germes*.

Parmi les premières sont les particules de charbon qui finissent par imprégner complètement les poumons des mineurs et altèrent ces organes; celles de silice, inspirées par les piqueurs de meules, les verriers (*fig.* 23), les poussières d'acier (*fig.* 24), inspirées par les ouvriers de plusieurs industries, produisent de petites plaies qui ouvrent le chemin aux germes. Les ouvriers manipulant les sels de plomb, les couleurs arsenicales, etc., subissent de redoutables empoisonnements par ces poussières toxiques. En somme, toutes les

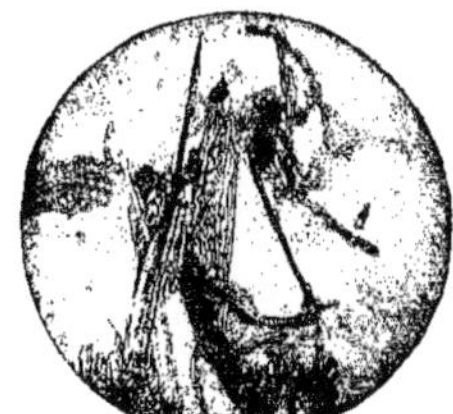

Fig. 22.
Poussières de *bois* grossies.

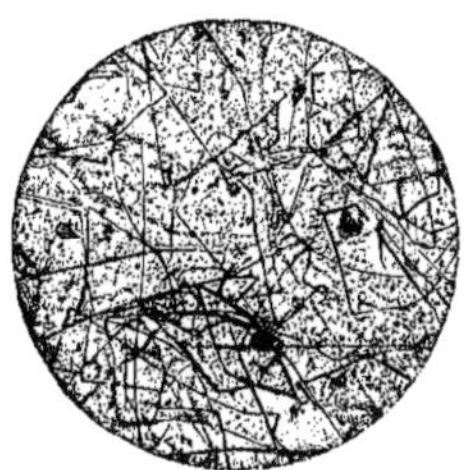

Fig. 23.
Poussières de *verre* grossies.

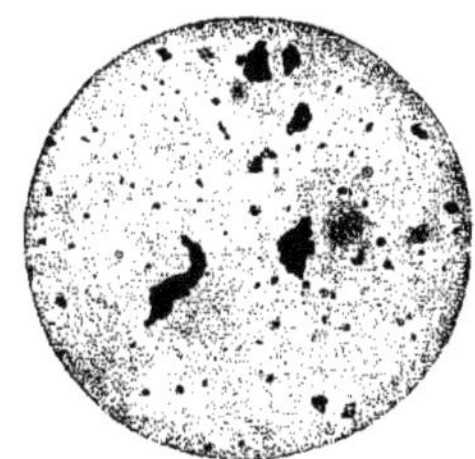

Fig. 24.
Poussières d'*acier* grossies.

poussières des ateliers, bois (*fig.* 22), craie, etc., sont nuisibles, on doit s'attacher à en diminuer le nombre à l'aide d'aspirateurs dont il existe aujourd'hui de fort nombreux modèles. L'usage des masques respiratoires (*fig.* 25) n'est pas encore assez répandu dans l'industrie.

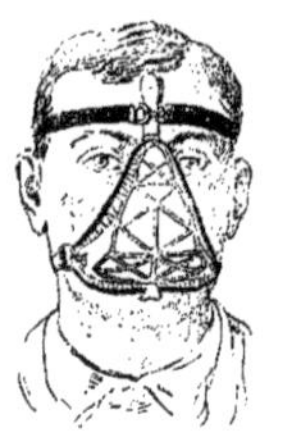

Fig. 25. — *Masque respiratoire.*

La plupart des microbes contenus dans l'air sont inoffensifs ; on rencontre cependant des germes actifs, principalement les bacilles de la *tuberculose*, de la *diphtérie*, de la *pneumonie infectieuse*, rejetés avec la salive et les crachats, les germes de la *variole*, de la *scarlatine*, de la *rougeole*, renfermés dans de petits lambeaux d'épiderme desséchés (**79**) ; les spores du *charbon*, lancées dans l'air par l'agitation des peaux et de la laine d'animaux morts du charbon, etc. ; enfin exceptionnellement le bacille *typhique*, le vibrion du *choléra* provenant des excréments desséchés des malades. Tous ces germes pénètrent dans les voies respiratoires avec l'air inspiré.

❀ *Les poussières* inertes *et les poussières* toxiques ***sont redoutables par leur abondance.*** *Beaucoup des* germes *qui flottent dans l'air sont inoffensifs, on y rencontre cependant les bacilles de la tuberculose, de la diphtérie, de la pneumonie infectieuse, etc.*

21. La lutte pour l'air pur. — Il importe autant de respirer un air pur que de se nourrir d'aliments sains. Dans les sanatoriums (*fig.* 15), on lutte victorieusement contre la tuberculose par l'air pur, la suralimentation et le repos. L'ouvrier des champs, qui vit en plein air, est, malgré sa nourriture souvent insuffisante, mieux portant que l'ouvrier des villes enfermé tout le jour dans un atelier mal aéré et poussiéreux.

Si l'on ne peut respirer de l'air stérilisé comme on boit de l'eau filtrée ou bouillie, on doit s'efforcer de lutter contre les poussières qui le souillent. Il faut, par des applications de pétrole, de goudron ou d'autres matières analogues, retenir la poussière des routes que les automobiles soulèvent en nuages épais. De même qu'on interdit aux industriels de souiller l'eau des rivières, on doit les empêcher de répandre dans l'air des villes les odeurs, les fumées et les poussières de leurs usines. Le balayage des rues doit toujours être précédé d'un arrosage.

❀ *Il faut vivre le plus possible* au grand air. *On doit partout s'attacher, sur les routes, dans les villes, à lutter contre les* poussières.

II. — TABLEAU-RÉSUMÉ DES IMPURETÉS DE L'AIR.

NATURE DES IMPURETÉS.			OBSERVATIONS DIVERSES.	
IMPURETÉS GAZEUSES.	*Air des villes*		Ammoniaque, acide sulfhydrique, oxyde de carbone.	
	Air confiné		Respiration des personnes, chauffage et éclairage par combustion.	
PARTICULES SOLIDES.	*Poussières.*	Inertes	Charbon : mineurs, charbonniers. Silice : piqueurs de meules, verriers.	
		Toxiques	Minium, sels de cuivre, etc. : professions diverses.	
			Nombre des bactéries contenues dans l'air. (D'après Miquel.)	Bactéries par mètre cube d'air.
	Germes	Spores cryptogamiques (moisissures, levures).	De 2 000 à 4 000 mètres	0
			Lac de Thoune (500 m.)	1
		Microbes: ferments ; pathogènes : Tuberculose, Diphtérie, Charbon, Variole.	Au voisinage d'un hôtel, près de ce lac	6
			Dans une chambre du même hôtel	60
			Parc de Montsouris à Paris (moyenne)	555
			Au centre de Paris (moyenne annuelle)	7 620
			Au centre de Paris (moyenne de l'hiver)	4 020
			Au centre de Paris (moyenne de l'été)	9 680

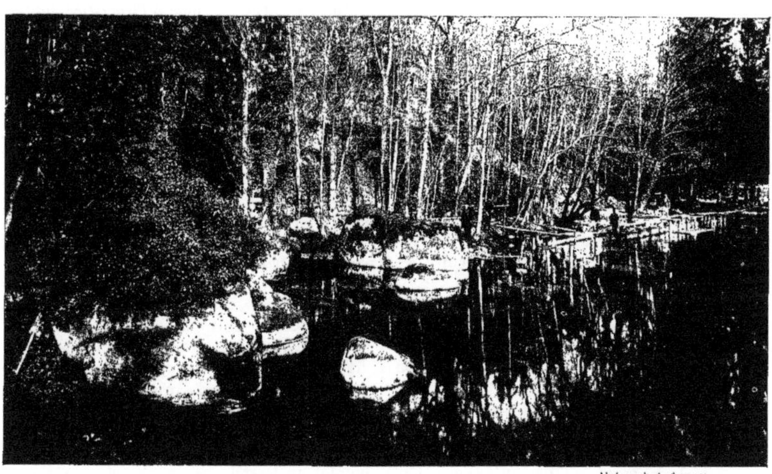

Union phot. franç^se.

Fig. 26. — Les Sources de Chaintréauville (S.-et-M.), avant le *captage* des sources du Loing et du Lunain.

IV. L'EAU

22. Importance hygiénique de l'eau. — Après avoir envisagé l'influence du milieu et celle de l'air sur la santé, nous étudierons l'hygiène *alimentaire* en trois chapitres consacrés à l'*eau*, aux autres *boissons* et aux *aliments* proprement dits.

L'eau est un aliment indispensable; elle forme à peu près les deux tiers du poids du corps et nous en perdons chaque jour, par les diverses excrétions, environ deux litres que l'alimentation doit nous fournir.

De tout temps, les pouvoirs publics ont considéré comme un de leurs devoirs les plus essentiels d'assurer une eau potable abondante au sein des agglomérations. Les Romains de l'antiquité ont exécuté des travaux considérables pour amener l'eau dans les cités et certains de leurs aqueducs existent toujours. Le problème se pose encore avec plus d'insistance aux municipalités de nos grandes villes modernes, si populeuses, et la solution est loin d'en être facile, en raison de l'augmentation continue et rapide de la population urbaine.

La pureté des eaux d'alimentation a une importance capitale en hygiène; par les eaux impures se propagent la fièvre typhoïde, le choléra et certains vers parasites. En dehors de son rôle comme boisson, l'eau est encore indispensable pour la cuisson des aliments et divers soins hygiéniques, comme la propreté du corps (**107**) et le lavage du linge. Nous étudierons successivement les caractères que doit présenter une bonne *eau potable*, puis la *valeur* hygiénique des eaux d'alimentation selon leur *origine*, enfin les méthodes de *purification* de l'eau.

❀ *L'eau est indispensable pour* l'alimentation *et pour divers* soins hygiéniques; *sa pureté est de grande importance pour la santé.*

L'EAU POTABLE

23. **Caractères d'une eau potable.** — Une eau est *potable*, c'est-à-dire saine à boire, quand elle présente l'ensemble des caractères *physiques* et *chimiques* suivants : elle doit être limpide, inodore, aérée, fraîche, de saveur faible et agréable, grâce aux gaz et aux sels minéraux dissous ; elle doit contenir le moins possible de matières organiques. Une température de 7° à 12° est celle qui convient le mieux ; l'eau trop froide ou trop chaude est indigeste. De plus, l'eau doit bien cuire les légumes, faire mousser le savon.

Depuis les travaux de Pasteur sur les eaux, en 1878, on ne considère plus ces conditions comme suffisantes et l'on s'intéresse surtout aux qualités *biologiques*. On exige qu'une eau potable ne contienne pas de microbes et surtout qu'elle ne renferme aucune espèce pathogène. L'eau d'une rivière, par exemple, peut être limpide, fort belle d'aspect et cependant être très dangereuse, si elle renferme le bacille de la fièvre typhoïde, provenant du lavage du linge de personnes atteintes de cette maladie ou de l'écoulement direct d'eaux usées.

❀ *Les qualités* physiques *(limpidité, fraîcheur)* et chimiques *(matières dissoutes) d'une eau potable sont moins importantes que ses qualités* biologiques *(microbes)*.

24. **Matières en dissolution.** — Les eaux d'alimentation contiennent en dissolution des gaz, des sels minéraux et, parfois, des matières organiques. L'eau dissout normalement par litre 30 centimètres cubes de *gaz*, dont 14 d'azote, 8 d'oxygène et 8 d'acide carbonique. Une dose inférieure en oxygène annonce l'abondance des microbes, qui utilisent ce gaz pour leur respiration.

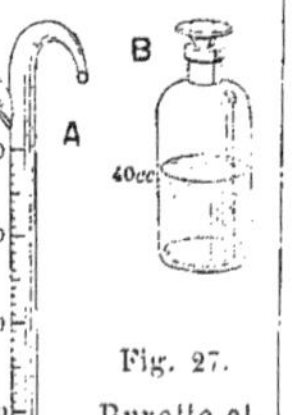

Fig. 27.
Burette et flacon *hydrotimétriques*.

L'eau, en s'infiltrant, dissout certains éléments du sol utiles à la nutrition des tissus ; elle ne doit pas contenir, par litre, plus d'un demi-gramme de *sels minéraux*, dont la nature varie avec celle du terrain. On y rencontre principalement des carbonates et des phosphates de chaux et de magnésie, des traces de chlorures et de sulfates. Les eaux trop riches en calcaire sont dites *dures* ; elles sont lourdes, indigestes, cuisent mal les légumes, forment des grumeaux avec le savon et sont, par suite, impropres au savonnage.

On dose les sels terreux par la méthode *hydrotimétrique* (*fig.* 27). On met dans un flacon 40 centimètres cubes de l'eau à essayer, et on y verse lentement, à l'aide d'une burette graduée spécialement, une solution titrée de savon dans de l'eau alcoolisée. On agite l'eau de temps à autre et on cesse de verser dès qu'il se produit une mousse persistante, indiquant la neutralisation complète des sels calcaires de l'eau par le savon versé ; s'il a fallu verser 15 divisions de la burette pour atteindre ce résultat, on dit que l'eau marque 15 degrés hydrotimétriques ; une eau potable marque de 15 à 20 degrés.

Les eaux qui sont trop chargées en sulfate de chaux sont dites *séléniteuses* : elles sont assez communes aux environs de Paris, en raison de l'abondance des gisements de gypse dans cette région. Les chlorures en excès, sauf au voisinage de la mer, la présence d'ammoniaque ou de nitrates indiquent des infiltrations de purin ou de matières fécales et, par suite, des eaux très suspectes, qui ne devront être utilisées qu'après une complète stérilisation (**32**).

Les *matières organiques* dissoutes dans certaines eaux proviennent de la décomposition des débris végétaux ou animaux qu'elles contiennent. La putréfaction des tissus animaux amène la formation de poisons redoutables, nommés *ptomaïnes*.

❀ *L'eau potable renferme, par litre, 30 centimètres cubes de gaz dissous et un demi-gramme de* sels minéraux. *Trop chargée de sels, elle est indigeste, impropre à cuire les légumes et à savonner. L'excès des* chlorures, *la présence d'*ammoniaque, *de* nitrates *et de matières* organiques *indiquent une eau suspecte, qu'il est nécessaire de stériliser.*

25. **Organismes nuisibles : Microbes; parasites animaux.** — Nous avons déjà indiqué l'importance des caractères bactériologiques des eaux (**23**). Les organismes nuisibles qu'elles peuvent renfermer sont des microbes, et aussi des œufs ou des larves de vers parasites.

Les *microbes* y sont presque toujours nombreux, mais il ne s'agit le plus souvent que de microbes *non pathogènes;* on admet cependant que leur présence indique une souillure de l'eau, nuisible à la santé lorsqu'il y en a plus de 1 000 par centimètre cube; au contraire, l'existence, même en nombre infime, de microbes *pathogènes*, rend une eau extrêmement dangereuse. Les bactériologistes déterminent à l'aide de cultures sur gélatine (*fig.* 21) le nombre et la nature des microbes de l'eau : ils y rencontrent très fréquemment une espèce suspecte, le *coli-bacille* (*fig.* 29), hôte normal du côlon de l'homme et dont la présence indique la souillure de l'eau par des matières fécales; trop souvent aussi les eaux contiennent le bacille de la *fièvre typhoïde* et le vibrion du *choléra* (**75**).

On compte les bactéries contenues dans l'eau comme celles de l'air (**19**) : on verse un centième de centimètre cube de cette eau dans un bouillon de culture riche en gélatine, on porte à l'étuve (*fig.* 28) pour obtenir des colonies; s'il s'en forme 14, l'eau contient 1 400 microbes au centimètre cube. Les eaux renferment souvent aussi des organismes microscopiques nuisibles, comme les œufs de diverses mouches dont les larves peuvent se développer dans l'intestin, et les œufs de plusieurs *vers parasites*, comme l'Oxyure vermiculaire et l'Ascaride lombricoïde (**67**). Ils proviennent des matières fécales entraînées par la pluie ou contenues dans l'eau servant à l'arrosage des salades et des fraises.

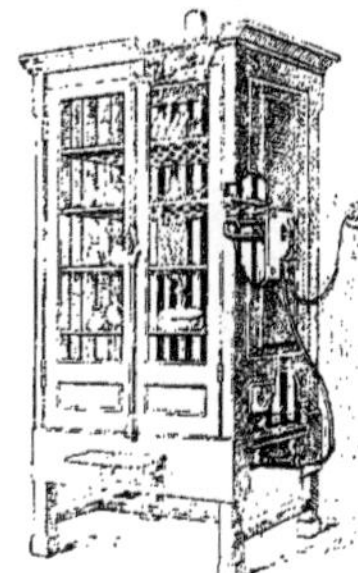

Fig. 28. — *Étuve à cultures microbiennes* de Roux (elle est chauffée par des tubes à air chaud).

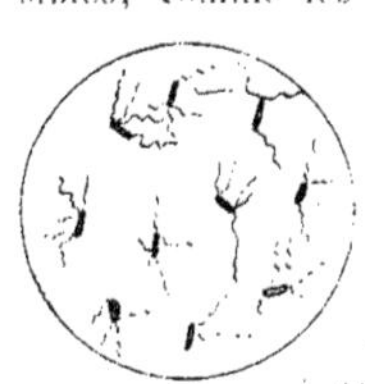

Fig. 29. — *Coli-bacille.*

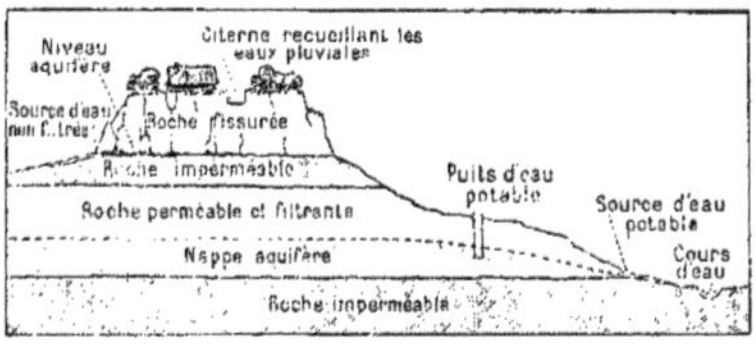

Fig. 30. — *Origines* principales des *eaux d'alimentation;* citerne, puits, source, rivière.

❀ *L'eau contient toujours des microbes non pathogènes*, inoffensifs *en petit nombre : elle peut avoir été souillée par des* matières fécales *et renfermer le coli-bacille, les microbes de la fièvre typhoïde ou du choléra, et aussi les œufs de vers parasites.*

ORIGINE DES EAUX

26. **Eau de citerne.** — La valeur hygiénique des eaux est très variable avec leur origine : citerne, source, puits ou rivière (*fig.* 30). Toutes les eaux terrestres prennent naissance dans un réservoir commun, la *mer*. L'évaporation de l'eau de mer par la chaleur solaire donne les nuages qui se condensent ensuite en pluie. L'eau de mer n'est pas potable, car elle contient environ 35 grammes de sels par litre, mais dans certaines villes et dans quelques circonstances on la distille et on la boit.

L'eau de *pluie* est utilisée directement comme eau de boisson dans les endroits où la nature du terrain ne permet pas de s'en procurer d'autre. On reçoit dans une fosse cimentée, nommée *citerne*, la pluie qui a coulé sur le toit de l'habitation et qui est déjà souillée par son passage à travers l'atmosphère; il est bon de la filtrer auparavant (*fig.* 31). La citerne doit être étanche, éloignée des fosses d'aisances, il faut la réparer

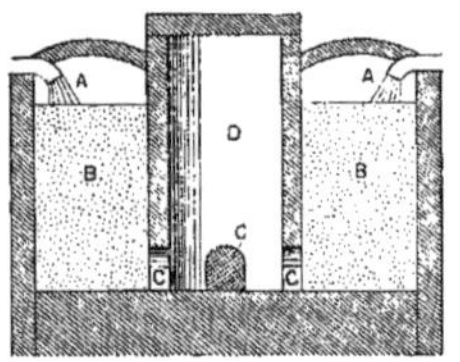

Fig. 31. — *Citerne-filtre :* A A, arrivée de l'eau non filtrée; B B, sable; C C C, points d'arrivée de l'eau filtrée dans le puits D.

et la nettoyer souvent; le toit et les tuyaux ne doivent pas être en plomb, car il se forme au contact de l'eau un hydrate d'oxyde de plomb soluble et très toxique. Il faut fréquemment nettoyer les toits, souillés par les feuilles mortes, les poussières, et ne pas recueillir la première eau tombée. L'eau de citerne est aérée; mais elle manque de sels minéraux; en été, elle est souvent putréfiée et détestable à boire.

✿ *Les eaux terrestres proviennent de l'évaporation de l'eau de mer. L'eau de* pluie *est une mauvaise eau de boisson; la citerne doit être protégée contre les souillures; les toits et les tuyaux en* plomb *donnent avec l'eau des composés qui sont très toxiques.*

27. **Eau de source.** — L'eau de source a une valeur très inégale suivant qu'elle provient d'une nappe aquifère parfaitement filtrée à travers une suffisante épaisseur de terrains meubles ou qu'elle a circulé à travers un sol fissuré, et parfois après avoir ruisselé à la surface sur un assez long trajet; c'est alors une *résurgence* et non une vraie source. Dans le premier cas, l'eau est aérée, minéralisée et pauvre en microbes : c'est la meilleure eau d'alimentation : on l'amène dans les villes de fort loin et à grands frais. Les environs des points d'émergence doivent être surveillés avec soin, car ils ne sont séparés de la surface que par une faible épaisseur de terrain; il faut y interdire les dépôts de fumiers sur un sol non cimenté, l'écoulement des eaux industrielles, etc. Pour que l'eau de source conserve ses qualités (*fig.* 26), il faut *capter* la source (*fig.* 33) dès sa sortie de terre, c'est-à-dire l'entourer d'une chambre en maçonnerie qui la préserve des souillures que lui infligeraient les riverains. De grands tuyaux en fonte, à joints étanches (*fig.* 32), conduisent l'eau souterrainement jusque dans un grand réservoir voisin de la ville où elle doit être utilisée. Les parois de ces réservoirs sont très épaisses, pour soustraire l'eau qu'elles renferment aux variations extérieures de la température. L'eau de source peut, pour la distribution dans les locaux d'habitation, circuler dans des tuyaux de plomb, car les sels minéraux qu'elle contient forment bientôt, en se déposant, un enduit qui la préserve du contact du plomb.

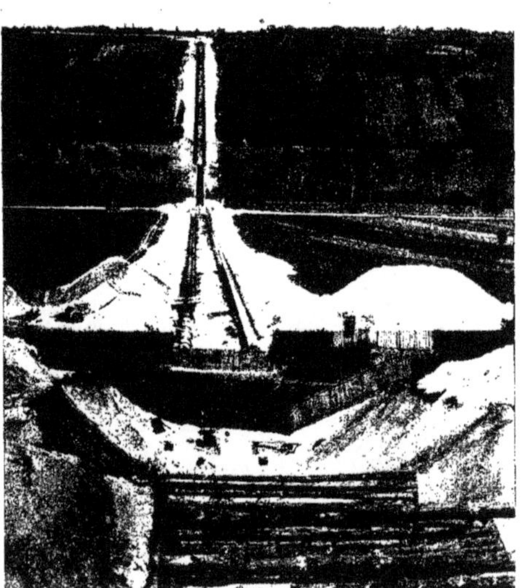

Fig. 32. — Travaux de *dérivation des eaux de source :* le siphon de la vallée de la Mauldre.

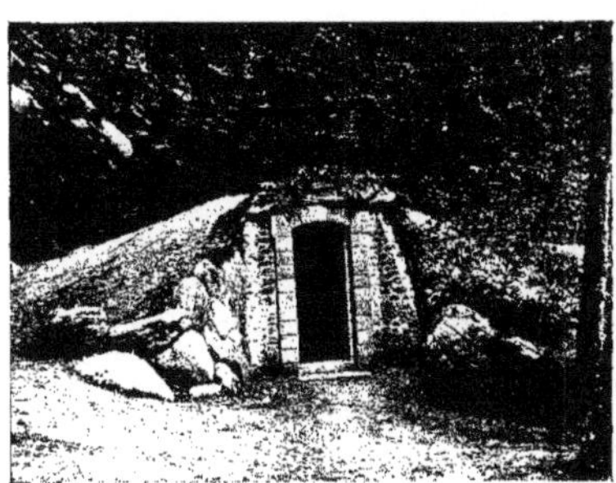

Fig. 33. — Source de Chaintréauville (S.-et-M.) après le *captage*.

❀ *L'eau de* source *est la* meilleure *quand elle provient d'une nappe aquifère parfaitement* filtrée *et non d'une résurgence, et qu'elle est bien* captée *dès sa sortie de terre.*

28. **Eau des puits.** — Les puits donnent une eau excellente ou détestable suivant qu'ils sont bien ou mal établis ou protégés (*fig.* 34 et 35). L'eau des puits donne toujours moins de sécurité que l'eau d'une bonne source, car la nappe à laquelle ils aboutissent est ordinairement peu profonde. Elle doit cependant avoir traversé une épaisseur suffisante de terrain non fissuré pour être bien filtrée; ce résultat est atteint si l'eau du puits ne se trouble pas après un violent orage. La maçonnerie des puits ne doit présenter aucune fissure, et elle doit être recouverte intérieurement de ciment jusqu'à sa rencontre avec la nappe d'infiltration utilisable et, de plus, se prolonger au-dessus du sol par une margelle assez élevée. Il est nécessaire qu'un puits soit couvert, que ses abords soient tenus très propres, qu'il soit éloigné le plus possible des fumiers, des fosses d'aisances, des dépôts d'immondices, des écoulements d'eaux usées. La pompe est bien préférable au seau pour puiser l'eau, car ce dernier est toujours souillé par les poussières et par son contact avec le sol.

❀ *L'eau des* puits *est bonne quand elle a traversé une épaisseur suffisante de terrain* non fissuré *et que la maçonnerie est en bon état; les* fumiers *et les* fosses d'aisances *doivent toujours en être éloignés.*

29. **Eau des rivières. Glace.** — L'eau de *rivière*, aérée et limpide en pleine campagne, est toujours suspecte, car elle est souillée par le lavage du linge (*fig.* 36), par l'arrivée d'eaux ménagères et industrielles. Dans la traversée d'une grande ville, elle se charge de matières organiques; les microbes y pullulent; sa souillure devient sensible pour la vue et pour l'odorat. Plus loin, l'eau se purifie peu à peu, grâce à l'arrivée d'affluents, au dépôt des matières en suspension, à l'action de l'oxygène et de la lumière; mais cette

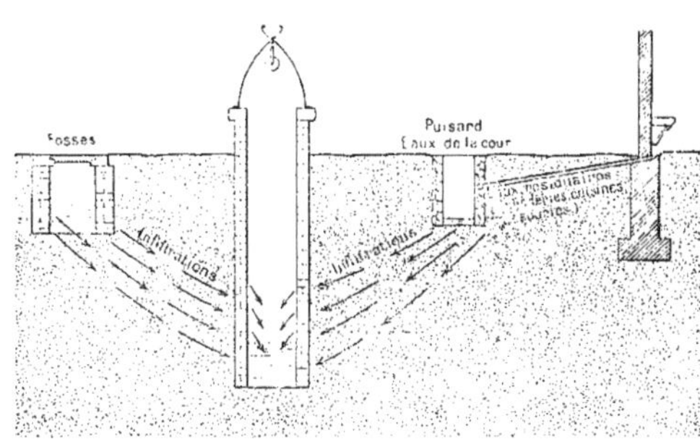

Fig. 34. — Contamination d'un *puits maçonné non étanche.*

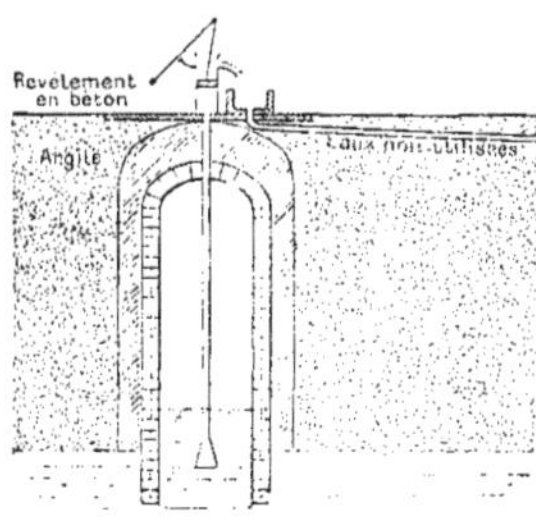

Fig. 35. — *Puits maçonné étanche.*

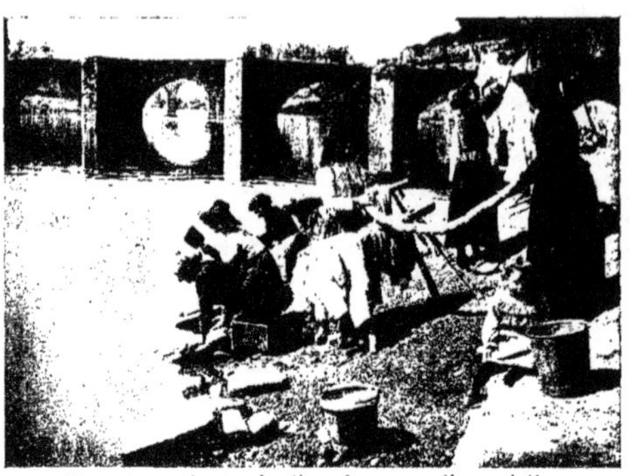

Fig. 36. — *Contamination des eaux d'une rivière par le lavage du linge.*

purification est toute relative. Les eaux stagnantes des *étangs* et des *mares* présentent encore beaucoup plus d'inconvénients que les eaux courantes.

Notons, en passant, que le froid ne tue pas les microbes; tous ceux que renfermait une eau se retrouvent dans la *glace;* ils cessent de s'y multiplier sans, pour cela, cesser de vivre; on les retrouve aussi actifs dans l'eau de fusion. La glace *alimentaire,* c'est-à-dire celle qui est destinée à entrer en contact avec les aliments, doit donc toujours être préparée avec de l'eau pure. La glace provenant des lacs et pièces d'eau ne doit être utilisée que comme glace à *rafraîchir.*

✽ *L'eau des rivières, même limpide et en pleine campagne, est toujours très suspecte. La* glace *alimentaire doit provenir d'une eau* pure, *car le froid ne tue pas les microbes.*

III. — TABLEAU INDIQUANT LE NOMBRE DES MICROBES CONTENUS DANS UN CENTIMÈTRE CUBE DE DIVERSES EAUX.

Échelle de Miquel.

Elle indique la valeur des eaux d'alimentation, d'après le nombre des microbes *non pathogènes* qu'elles renferment.

Excessivement pure, de	0 à 10
Très pure	10 à 100
Pure	100 à 1 000
Médiocre	1 000 à 10 000
Impure	10 000 à 100 000
Très impure	plus de 100 000

Influence de la température.

1° *Repos à douce température.*

Eau de la Vanne, sortant du réservoir	56
— après 1 jour à la temp. de 16° à 20°	32 140
— après 3 jours — —	590 000

Donc, ne pas tirer l'eau trop longtemps à l'avance.

2° *Chauffage jusqu'à l'ébullition.*

Eau de l'Ourcq, à 14°	460 000
Après 10 minutes d'exposition à 50°	600
— 10 — 70°	88
— 10 — 90°	26
— 10 — 100°	0,4 (1)
— 20 — 100°	0

(1) Ce chiffre indique qu'on a trouvé, lors de l'analyse, 4 microbes dans 10 cent. cubes d'eau; donc l'ébullition pendant 10 minutes *n'est pas suffisante.*

Influence de l'origine.

Pluie à Paris	Parc de Montsouris	4
	Place de l'Hôtel-de-Ville	18

Quand l'eau de pluie reste en repos, dans une citerne, par exemple, les microbes s'y multiplient très vite.

Sources (moyenne)	Vanne	800
	Dhuis	1 890
	Avre	1 525

Le nombre augmente beaucoup dans les périodes pluvieuses, la pluie entraînant les microbes du sol.

Seine (moyenne)	A Ivry (amont)	32 000
	Au pont d'Austerlitz	44 490
	Au pont de l'Alma	111 660
	A Saint-Denis (aval)	200 000

Le nombre des microbes augmente rapidement dans la traversée de Paris.

Puits	profond, bien protégé	215
	souillé par des infiltrations	143 650

Influence de la filtration.

Eau d'égout du grand collecteur (Paris)	63 000 000
La même, filtrée après épandage sur des terrains de culture et recueillie dans un drain à Asnières	710

Influence de la lumière.

Eau médiocre	5 000
La même, après 6 h. de séjour dans un vase opaque	9 000
— — dans un ballon de verre clair, au soleil	4

PURIFICATION DE L'EAU

30. Épuration chimique. Ozonisation. — Nous ne choisissons pas notre eau de boisson; les circonstances locales nous l'imposent; même dans les villes, comme Paris, où de grands frais ont été faits pour assurer l'adduction d'eaux pures et abondantes, la pureté des eaux n'est pas constante; nous devons toujours supposer impure notre eau de boisson, chercher à l'améliorer et surtout à la stériliser. Les procédés employés sont l'*épuration chimique*, la *filtration* et la *chaleur*.

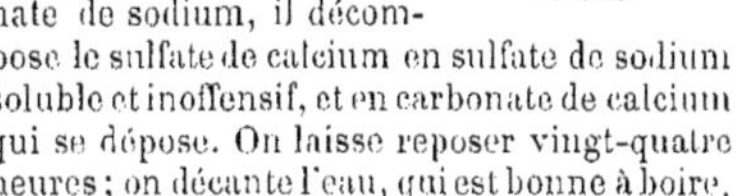

Fig. 37. — Stérilisateur d'eau par l'*ozone*.

On améliore les eaux dures à l'aide de poudres *anticalcaires* à base de chaux vive et de carbonate de sodium; la chaux sature l'acide carbonique dont la présence assurait la solubilité du calcaire, ce dernier se dépose. Quant au carbonate de sodium, il décompose le sulfate de calcium en sulfate de sodium soluble et inoffensif, et en carbonate de calcium qui se dépose. On laisse reposer vingt-quatre heures; on décante l'eau, qui est bonne à boire.

On désinfecte l'eau d'un puits ou d'une citerne par le *permanganate de potassium*, à la dose de 30 grammes par mètre cube de contenance. Ce sel oxyde et détruit les matières organiques. On verse dans le puits une solution de ce sel qui est violette, on agite l'eau et on laisse reposer pendant un jour; la coloration due au permanganate a disparu : l'eau est désinfectée.

Dans certaines villes, comme Nice, Dinard, l'eau, avant d'être distribuée, est stérilisée par l'*air ozonisé*, puissant agent bactéricide; la méthode est parfaite, mais d'un prix de revient assez élevé. Il existe aussi des ozoneurs pour les usages domestiques (*fig.* 37); ils peuvent être installés partout où l'on dispose d'une canalisation électrique. On y relie le générateur d'ozone; d'autre part, un émulseur brasse et pulvérise l'eau.

❀ *On doit toujours considérer l'eau comme* impure *et la stériliser. On améliore les eaux dures par des poudres anticalcaires; le* permanganate de potassium *détruit les matières organiques et les microbes.*

31. Filtration. — La *filtration* est l'imitation du procédé naturel d'épuration des eaux par le sol. Dans plusieurs villes, et à Paris même, on emploie pour filtrer l'eau de rivière d'immenses bassins (*fig.* 39), dont le fond est recouvert de cailloux, surmontés de cailloux plus fins, puis de sable, sur une épaisseur totale de 2m,50 (*fig.* 38). On y fait arriver l'eau impure dont le niveau ne doit pas s'élever à plus de 0m,50 au-dessus du sable, afin d'éviter une trop grande pression et, par suite, une filtration trop rapide et imparfaite. Au début, l'eau passe vite et filtre mal, mais bientôt la couche superficielle du sable s'imprègne des matières abandonnées par l'eau et son pouvoir filtrant s'améliore; au bout de quelques jours il diminue et il faut rejeter le sable superficiel. L'eau n'est pas stérilisée, mais elle est considérablement épurée. Elle a l'inconvénient de manquer de fraicheur en été. Il est prudent de lui faire subir une nouvelle filtration avant l'emploi.

Pour les usages domestiques il existe de nombreux filtres. Certains, comme les filtres à sable et charbon ou à plaque de grès (*fig.* 40 à 42), rendent l'eau transparente, mais la lais-

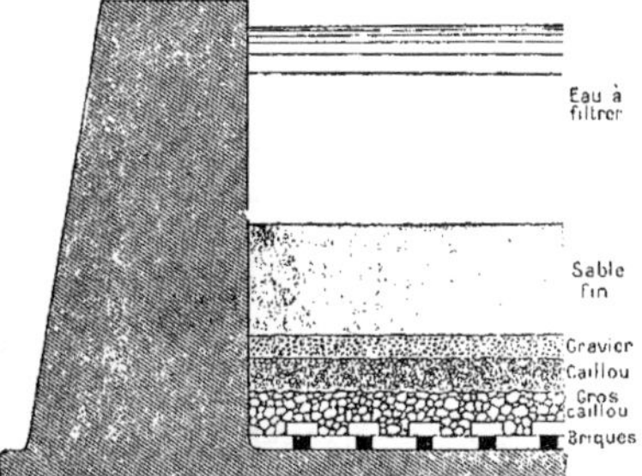

Fig. 38. — Coupe d'un *bassin filtrant*.

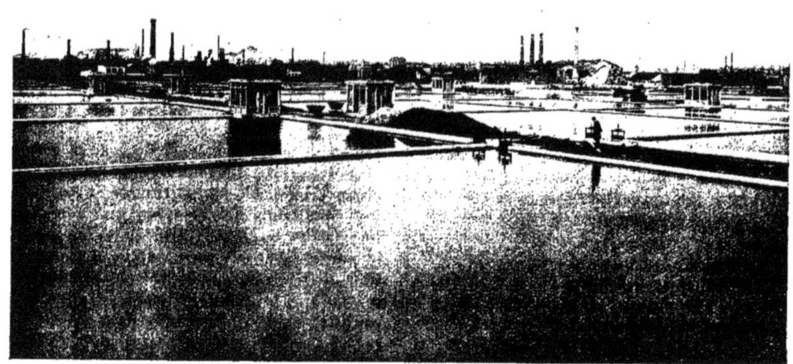

Fig. 39. — Vue des *bassins filtrants* d'Ivry (Seine).

sent impure, car ils ne retiennent que les particules grossières ; seuls les filtres à pores fins donnent d'excellents résultats, à la condition d'être nettoyés souvent. Le plus connu est le filtre Chamberland ; il se compose d'un tube ou *bougie* de porcelaine, non vernissée et par suite poreuse, fermé à un bout et ouvert à l'autre ; la porcelaine se laisse lentement traverser par l'eau et, grâce à la petitesse de ses pores, retient les microbes. Lorsqu'on dispose d'eau sous pression, on emploie un modèle consistant en une bougie placée dans un cylindre métallique qu'on visse au robinet d'une conduite d'eau (*fig.* 44). A la campagne, dans le récipient contenant l'eau à purifier, on plonge une batterie de bougies fixées sur un tube commun d'où part un tube d'écoulement (*fig.* 43) ; on aspire l'air

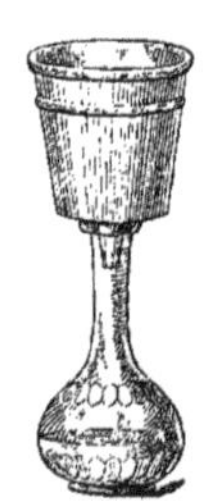

Fig. 40. — Filtre de table à *charbon*.

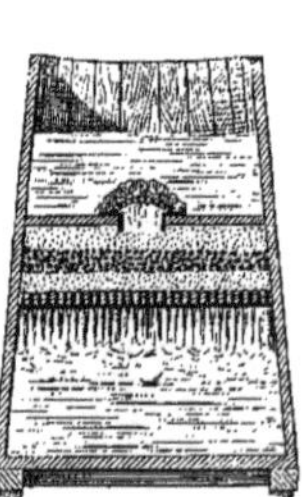

Fig. 41. — Filtre au *sable* et *charbon*.

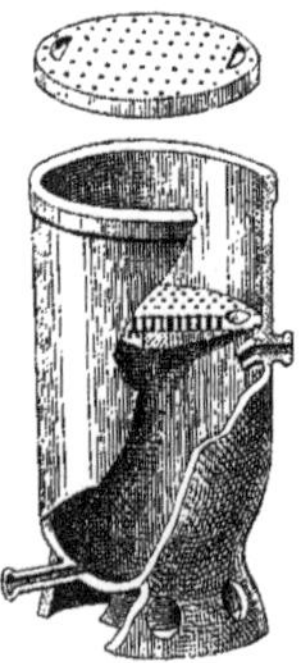

Fig. 42. — Filtre à vide, *en grès*.

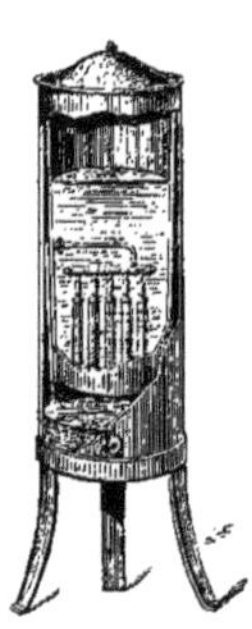

Fig. 43. — Filtre *Chamberland sans pression*.

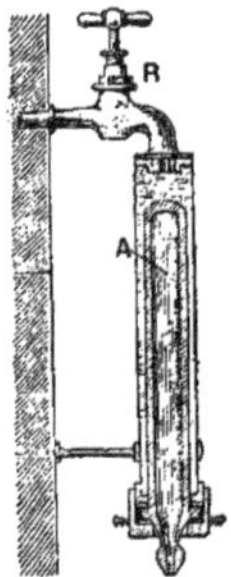

Fig. 44. — Le même, *à pression :* A, bougie ; R, robinet.

à l'extrémité de ce tube qui, une fois amorcé, fonctionne comme un siphon. On nettoie les bougies toutes les semaines, à l'aide de frictions avec une brosse dure en chiendent sous un courant d'eau, ce qui les débarrasse de la couche rugueuse qui les recouvre. On les stérilise ensuite en les trempant pendant une demi-heure dans une solution de permanganate de potassium au 5/1000[e] et en rejetant l'eau, de teinte un peu rosée, qui s'écoule pendant les premières minutes suivant le remontage du filtre. On peut aussi placer la bougie dans l'eau bouillante. Il faut s'assurer de temps à autre que la bougie ne présente aucune fêlure imperceptible ; à cet effet, on la plonge dans l'eau jusqu'à l'ouverture exclusivement, et on y insuffle de l'air ; si des bulles s'échappent dans l'eau, la bougie est à rejeter.

❀ *La* filtration *de l'eau d'alimentation des villes se fait dans de grands* bassins *à fond de sable. Comme filtres domestiques on ne doit employer que ceux à pores* fins, *la bougie Chamberland, par exemple ; encore faut-il les nettoyer et les* vérifier *souvent.*

32. Stérilisation par la chaleur. — La méthode la plus sûre et la plus facile pour stériliser l'eau est l'*ébullition;* on doit l'employer, de préférence à la filtration, en temps d'épidémie typhoïde ou cholérique. L'eau est stérilisée quand elle a bouilli à deux reprises, séparées par une période de refroidissement, et dix minutes chaque fois. L'eau bouillie ne contient pas d'air ; elle est fade, un peu indigeste ; c'est là un bien petit inconvénient en comparaison des risques de contamination ; d'ailleurs, on peut l'aérer en la battant avec une fourchette. Il existe des appareils ou *autoclaves* pour stériliser l'eau en grand, sous pression ; elle y est chauffée à 120° sans qu'elle puisse entrer en ébullition ; elle reste donc aérée et tous ses germes sont tués.

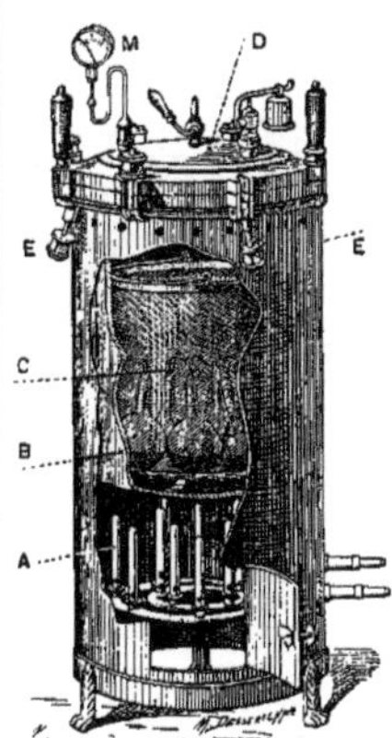

Fig. 45. — *Autoclave* de Chamberland :

A, brûleurs ; B, chaudière en cuivre ; C, objets à stériliser ; D, couvercle ; E, E, vis de pression ; M, manomètre.

Dans les laboratoires de bactériologie, on emploie plusieurs modèles d'autoclaves (*fig.* 45) propres à stériliser les bouillons de culture et divers autres objets.

❀ *L'ébullition, à deux reprises de dix minutes chacune, est le procédé de stérilisation le plus* sûr *et le plus facile. On doit toujours l'employer en temps d'épidémie.*

IV. — TABLEAU-RÉSUMÉ DE L'EAU POTABLE.

CARACTÈRES ET IMPURETÉS DES EAUX POTABLES.			PURIFICATION.
PHYSIQUES	L'eau doit être limpide, inodore, fraîche.		
CHIMIQUES	*Gaz* dissous	Oxygène, azote, acide carbonique	
	Sels minéraux dissous	Eau trop riche en calcaire (eau *dure*), ou trop riche en sulfate de chaux (eau *séléniteuse*) : cuit mal les légumes, forme des grumeaux avec le savon	Correction chimique.
		Chlorures en excès, *ammoniaque*, *nitrates*, indiquent des infiltrations de purin ou de matières fécales	Permanganate de potassium.
	Matières organiques		Permanganate de potassium.
BIOLOGIQUES	*Microbes*	Non pathogènes.	Ozonisation. Filtration. Ébullition.
		Pathogènes. Coli-bacille ; bacilles de la fièvre typhoïde	
		Pathogènes. Du choléra	
	Œufs de vers parasites	Ascaride lombricoïde	
		Oxyure vermiculaire	

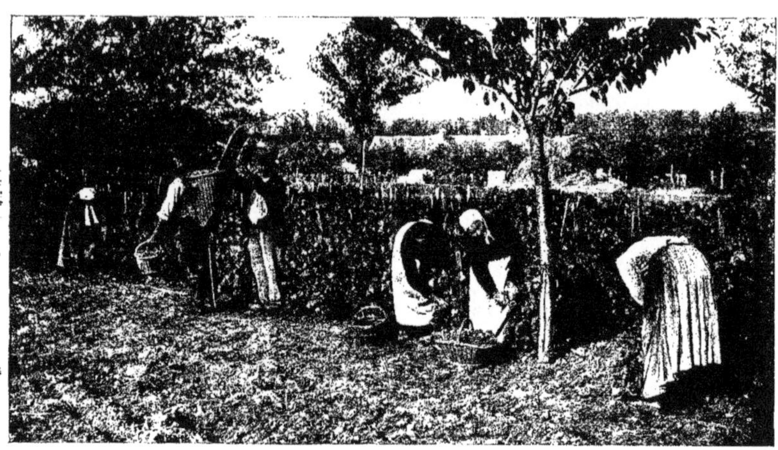

Fig. 46. — Les *vendanges* dans un vignoble français.

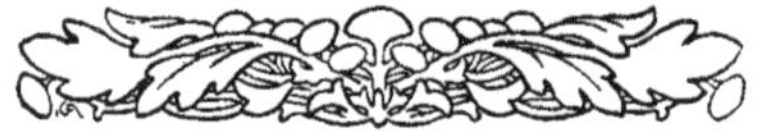

V. LES BOISSONS

33. **Principales boissons artificielles.** — L'eau pure est la boisson *naturelle;* c'est la seule qui soit indispensable, mais la civilisation a répandu l'usage de boissons *artificielles,* riches en principes excitants. On peut les partager en deux groupes : les boissons aromatiques, comme le café, et les boissons alcooliques. Ces dernières sont essentiellement des mélanges d'eau et d'alcool; elles comprennent les boissons fermentées, comme le vin, la bière, et les boissons distillées ou alcools forts, eaux-de-vie, etc. L'abus des boissons alcooliques entraîne, pour l'organisme, un ensemble de troubles extrêmement graves constituant l'alcoolisme, qui est le plus redoutable fléau des nations modernes.

Nous étudierons successivement les boissons *aromatiques*, les boissons *fermentées*, les *alcools* forts et enfin l'*alcoolisme.* Nous indiquerons ensuite les *falsifications* principales auxquelles toutes ces boissons sont soumises et dont la plupart sont très nuisibles à la santé des consommateurs.

❀ *Les boissons artificielles sont* aromatiques (*café*) *ou* alcooliques. *Ces dernières sont fermentées* (*vin*) *ou distillées* (*alcools forts*).

BOISSONS AROMATIQUES

34. **Café, thé.** — Le *café* est une infusion obtenue avec la graine torréfiée et moulue du Caféier (*fig.* 47); il renferme un excitant du système nerveux, la *caféine,* matière azotée du groupe des alcaloïdes. Le café n'est pas un aliment; au contraire, il accélère la nutrition générale et, par suite, la consommation des réserves de l'organisme; il facilite la digestion et active le travail intellectuel; à haute dose, il provoque de l'insomnie et du tremblement. Les falsifications sont nombreuses : on mélange au café en grains des grains artifi-

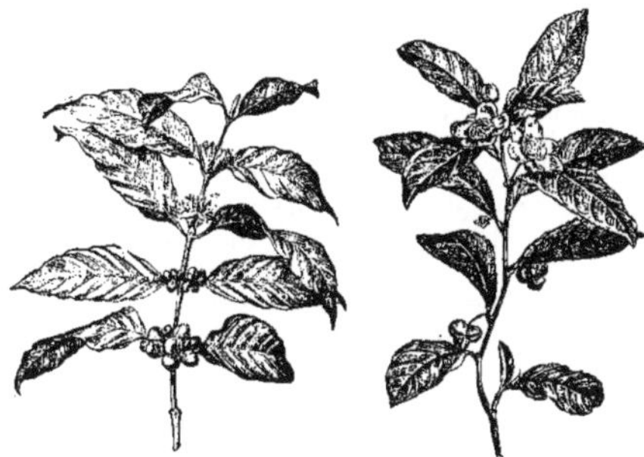

Fig. 47. — *Caféier.* Fig. 48. — Arbuste à *thé.*

ciels obtenus avec des farines torréfiées; on ajoute aussi parfois au café en poudre du marc de café, de la chicorée, du gland torréfié.

Le *thé*, obtenu par l'infusion des feuilles de l'arbuste à thé (*fig.* 48), contient de la *théine*, alcaloïde voisin de la caféine, et dont les effets sont analogues, mais moins favorables. On falsifie fréquemment le thé avec des feuilles de thé déjà épuisées, des feuilles de saule, de frêne, de rosier, etc.

❀ *Le* café *et le* thé *sont des infusions aromatiques qui accélèrent la nutrition générale, facilitent la digestion et* excitent *le système nerveux; elles n'offrent pas d'inconvénient quand elles sont prises à dose* modérée.

BOISSONS FERMENTÉES

35. **Fermentation alcoolique.** — Lorsqu'on abandonne à l'air un liquide contenant du glucose, il s'y produit bientôt une sorte d'ébullition, due à un dégagement de gaz carbonique et, au bout de quelques jours, tout le sucre est transformé en alcool : c'est la fermentation alcoolique

$$\underset{\text{glucose}}{C^6H^{12}O^6} = \underset{\text{alcool éthylique}}{2\,C^2H^6O} + 2\,CO^2$$

Cette fermentation est due à des champignons microscopiques, les *Levures*, formées d'une cellule ovoïde. Les Levures se multiplient par bourgeonnement, d'où leur disposition fréquente en chapelets de cellules (*fig.* 49); mais, si les conditions d'existence deviennent défavorables, il se forme dans leur masse deux ou quatre spores très résistantes qui pourront attendre pendant plusieurs années des conditions meilleures.

Placées à la *surface* d'un liquide sucré, en contact avec de l'air renouvelé, les Levures ont une existence aérobie; elles digèrent le sucre, se développent abondamment et ne donnent que des traces d'alcool; lorsque, au contraire, elles sont plongées *au sein* d'un liquide sucré, elles le décomposent pour vivre, se développent faiblement et donnent de l'alcool et du gaz carbonique; leur existence est alors anaérobie (**4**).

Les liquides soumis à la fermentation sont: 1° le jus de fruits riches en glucose : raisins, poires, pommes, etc.; 2° les sucs de la racine de Betterave ou de la tige de Canne à sucre, riches en saccharose $C^{12}H^{22}O^{11}$, mais ce dernier sucre, avant de fermenter, doit être transformé en glucose par une diastase, l'*invertine*, que sécrètent certaines Levures; 3° enfin, une solution de glucose obtenue en saccharifiant l'amidon des céréales ou de la pomme de terre, soit par une diastase, soit par un acide. On distingue plusieurs espèces de Le-

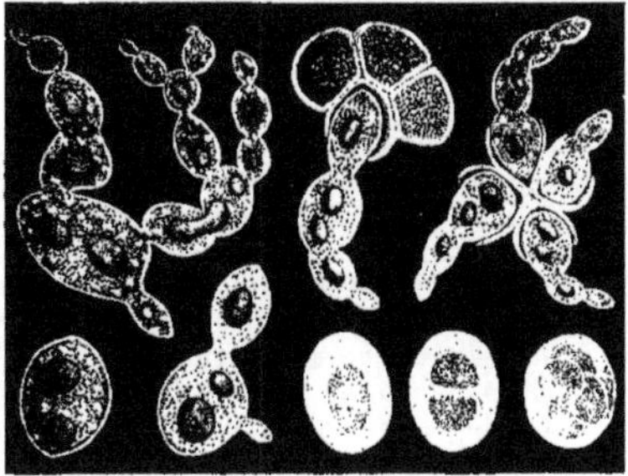

Fig. 49. — Éléments grossis de la *Levure.*

vures, notamment la *Levure de bière* (*fig.* 52, A) et les Levures de vin. Parmi ces dernières sont la *Levure elliptique* (*fig.* 52, B, à gauche) et la *Levure apiculée* (*fig.* 52, B, à droite), la plus répandue dans la nature.

✿ *La fermentation* alcoolique *est due à l'action, sur les jus sucrés, de champignons nommés* Levures *qui* dédoublent *le glucose en alcool et gaz carbonique. On fait fermenter le* glucose *des fruits, le* saccharose *de la Betterave et aussi l'*amidon *des graines et des tubercules, après saccharification.*

36. **Composition du vin.** — Le vin naturel est le produit de la fermentation du *moût* ou jus obtenu par l'écrasement du raisin frais. Sa richesse alcoolique varie avec la teneur en glucose du raisin et, par suite, avec la région, avec la température de l'année, etc. Le vin est un liquide très complexe. Nos vins de France contiennent : 1° de 8 à 15 pour 100 d'alcool éthylique ; la proportion de 10 pour 100 est admise comme moyenne ; 2° de 3 à 4 pour 100 de sels et diverses matières (phosphates, tartrates, chlorures, fer, tanin, etc.), constituant ce qu'on appelle l'*extrait sec*, c'est-à-dire le résidu solide de l'évaporation à froid du vin dans le vide ; 3° des traces d'alcools autres que l'alcool éthylique, et des éthers qui donnent le *bouquet*. Tout le reste est de l'eau. Signalons aussi la présence d'acides organiques, de matières colorantes et d'un peu de sucre non décomposé.

Le vin rouge est obtenu par la fermentation du grain complet de raisin rouge, avec sa peau et ses pépins ; l'alcool, au fur et à mesure de sa formation, dissout la matière colorante. Le vin blanc résulte de la fermentation du jus seul de raisin blanc ou même de raisin rouge ; il est moins riche en tanin et plus léger. La fermentation du jus seul de raisin rouge donne un vin légèrement rosé que l'on décolore souvent par l'anhydride sulfureux.

✿ *Nos* vins *de France contiennent, selon l'année et la région, de 8 à 15 pour 100 d'*alcool éthylique, *3 à 4 pour 100 de* sels *et de substances diverses, des traces d'éthers donnent le* bouquet ; *le reste est de l'eau.*

37. **Action du vin sur l'organisme.** — L'usage du vin, lorsque cette boisson est prise pendant les repas, étendue d'eau et à la dose maximum d'un litre par jour pour un adulte travaillant modérément, n'a que des effets favorables : le vin agit comme stimulant faible de l'organisme, il active la sécrétion gastrique et les contractions de la paroi de l'estomac ; il est un aliment par ses matières dissoutes. Une faible partie de l'alcool qu'il renferme est brûlée dans les tissus et constitue un aliment producteur d'énergie ; tout le reste est éliminé par la peau, les poumons et les reins ; il n'en reste aucune trace pour empoisonner l'organisme. La dose de vin que peut supporter sans inconvénient chaque personne varie avec l'activité de ses combustions respiratoires ; un adulte exécutant un travail pénible au grand air pourra boire un peu plus d'un litre de vin dans sa journée sans nuire à sa santé. Le simple bon sens montre, d'ailleurs, l'innocuité du vin naturel pris à dose modérée : on boit du vin en France depuis des siècles sans dommage pour la race ; on peut même affirmer qu'il a développé chez elle la gaieté, l'enthousiasme et l'esprit. Seuls, l'abus du vin naturel ou l'usage de vin frelaté nuisent à la santé.

✿ *Le vin naturel est hygiénique à dose* modérée ; *il agit comme* stimulant *faible du système nerveux et de l'estomac, et comme* aliment *par les matières dissoutes ; son alcool est brûlé dans les tissus ou rejeté par l'excrétion sans nuire à l'organisme.*

38. **Falsifications du vin.** — Les falsifications du vin sont extrêmement nombreuses et variées. Les trois principales sont le vinage, le sucrage et le plâtrage.

Le *vinage* consiste en une addition d'alcool ; il est toujours suivi du *mouillage*, de la *coloration artificielle* et d'une addition de *bouquet*. Un vin ne renferme, par exemple, que 8 pour 100 d'alcool ; on y verse de l'alcool à bas prix jusqu'à ce que son titre soit porté à 16 pour 100. L'addition d'un hectolitre d'eau à deux hectolitres de vin ainsi traités donne trois hectolitres d'un liquide peu coloré et de saveur faible, ayant pour titre 10° d'alcool. On le colore avec le suc inoffensif des baies du sureau ou de l'yèble, plus souvent avec des couleurs d'aniline; on remonte son bouquet avec des essences préparées chimiquement. Un vin ainsi frelaté est nuisible par les alcools d'industrie (**42**) qu'il renferme, par l'eau ajoutée, qui peut être impure, par les couleurs d'aniline et par le bouquet; de plus, l'addition d'eau a fortement diminué sa dose de principes nutritifs.

Le *sucrage* des moûts est l'addition de sucre à un moût faible. La fermentation du moût ainsi traité donne un vin plus riche en alcool et non malfaisant; mais souvent les commerçants remplaçaient le sucre blanc cristallisé par des glucoses impurs obtenus dans l'industrie en traitant l'amidon par l'acide sulfurique: ces glucoses renferment parfois de l'acide arsénieux provenant des pyrites ayant servi à fabriquer l'acide sulfurique, et leur fermentation donne de l'alcool amylique (**41**) très toxique. La loi du 6 août 1905 n'autorise le sucrage que pendant la période des vendanges, pour la consommation familiale seulement, et après déclaration faite à la régie.

Le *plâtrage* accompagne presque toujours aujourd'hui le *tartrage*. On ajoute à 1000 kilogrammes de vendange 1 kilogramme de plâtre et 700 grammes d'acide tartrique: la fermentation est achevée, le vin acidifié, rendu plus clair et de couleur plus vive; de plus, il se conserve mieux. Mais le plâtre ou sulfate de calcium décompose le tartrate de potassium du moût en bitartrate de calcium, lequel se dépose en paillettes cristallines et en sulfate acide de potassium qui, à trop forte dose, irrite l'estomac et l'intestin, et qui, de plus, donne au vin une certaine âpreté. La loi du 11 juillet 1891 tolère le plâtrage, à condition que le vin plâtré ne contienne pas plus de 2 grammes de sulfates par litre.

✿ *Les falsifications du vin sont : 1° le* vinage *ou addition d'alcool; il prépare le* mouillage *et nécessite la* coloration artificielle; *2° le* sucrage *ou addition de sucre, et parfois de glucose impur, qui fermente avec le moût; 3° enfin le* plâtrage, *toléré à petite dose.*

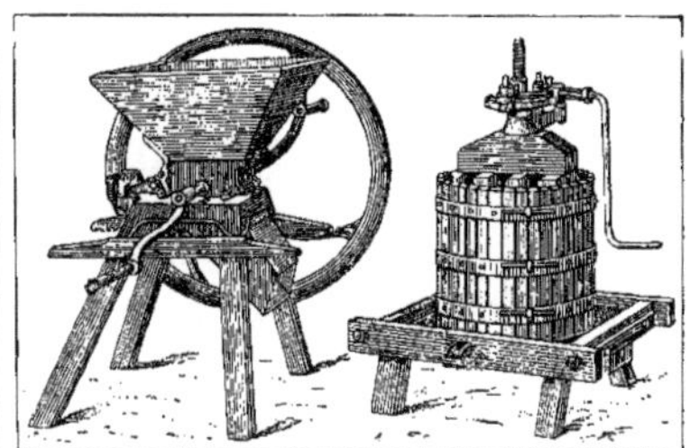

Fig. 50. — *Broyeur à pommes et pressoir pour la fabrication du cidre.*

39. **Cidre, Poiré.** — En Picardie, en Normandie, en Bretagne, le raisin ne mûrit pas, on boit du *cidre;* il résulte de la fermentation du jus de certaines variétés de pommes. On broie ces fruits (*fig.* 50), puis on les presse, et la fermentation donne le cidre *pur jus* qui peut titrer 7 à 8 degrés d'alcool; mais le plus souvent on ajoute de l'eau pendant le broyage, on obtient un cidre titrant 3 à 4 degrés d'alcool.

Le cidre se conserve mal; il est très riche en acides organiques, en tanin; il contient des matières sucrées et des sels. Sa saveur est agréable, mais ses effets sur l'organisme ne sont pas aussi bienfaisants que ceux du vin: les pays à cidre sont ceux où l'on boit le plus d'alcools forts. Le *poiré* est une boisson analogue au cidre, mais moins employée. Les principales falsifications du cidre sont le vinage, le mouillage, la coloration artificielle.

✿ *Le* cidre *résulte de la fermentation du jus des* pommes; *il est moins riche en alcool, plus acide et moins réconfortant que le vin.*

40. **Bière.** — La bière est une boisson fermentée, à base d'orge et de houblon. On fait germer de l'orge et il s'y développe une diastase capable de transformer en glucose l'amidon renfermé dans la graine. On arrête cette germination par la chaleur et on a le *malt*, qu'on brasse avec de l'eau chaude: l'amidon se transforme en glucose; le liquide obtenu est le *moût*, qui est aromatisé et rendu amer avec des cônes femelles de Houblon (*fig.* 51). On

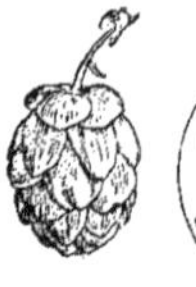

Fig. 51. Cône de *Houblon.*

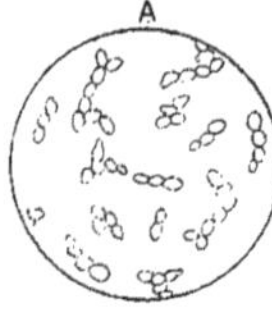

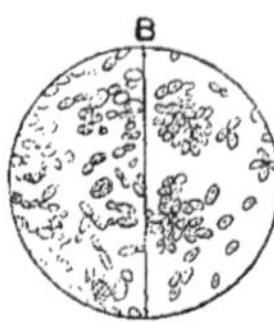

Fig. 52. — *Levures :* A, de bière ($0^{mm},008$); B, de vin ($0^{mm},006$).

ensemence ensuite le moût avec de la levure de bière (*fig.* 52, A) et il subit alors la fermentation alcoolique.

La bière renferme de 2 à 6 pour 100 d'alcool, un peu d'acide carbonique et de 40 à 50 grammes d'extrait sec par litre (principes azotés, sucres, dextrine, phosphates). C'est une boisson de premier ordre; à dose modérée, elle est facilement digérable; tonique par le houblon, excitante par l'alcool, elle est plus nourrissante, mais moins stimulante que le vin.

Les falsifications sont nombreuses : le malt est remplacé par de l'amidon, de la fécule, du glucose; le houblon, par de la racine de gentiane et même par des poisons violents, comme la strychnine; on l'additionne d'alcool à bas prix ou d'acide salicylique pour permettre son transport; on la colore avec l'acide picrique.

✽ *La* bière *résulte de la fermentation du moût de* malt *d'orge, additionné de* houblon; *c'est une boisson peu alcoolique, nourrissante,* hygiénique *à dose modérée.*

BOISSONS DISTILLÉES

41. Eaux-de-vie naturelles. — Les boissons distillées ou alcools forts sont les *eaux-de-vie* naturelles et les *alcools d'industrie :* les premières résultent surtout de la distillation des boissons fermentées; les secondes de la distillation des moûts fermentés de betteraves, de céréales ou de pommes de terre.

Les alcools forts livrés à la consommation renferment de 40 à 75 pour 100 d'alcool; le reste est de l'eau avec des impuretés, mais sans traces de matières dissoutes. Les impuretés sont les essences, les éthers et les aldéhydes, ainsi que les alcools autres que l'alcool éthylique (C^2H^6O) et bien plus nuisibles. On les nomme *alcools supérieurs*, à cause de leur point d'ébullition plus élevé; ce sont les alcools propylique (C^3H^8O), butylique ($C^4H^{10}O$), amylique ($C^5H^{12}O$), etc.

Passons en revue les principales eaux-de-vie naturelles. L'eau-de-vie de *vin* titre environ 50 degrés alcooliques: c'est un mélange d'eau et d'alcool éthylique presque pur; c'est la moins malfaisante. L'eau-de-vie de *marc,* extraite des marcs de raisin fermentés, et l'eau-de-vie de *cidre* renferment une forte proportion d'alcools supérieurs. Le *rhum* doit sa saveur à des éthers spéciaux; il résulte de la distillation des jus fermentés de canne à sucre. Le *kirsch* provient de la distillation des merises (*fig.* 53) fermentées; sa saveur est due à la présence de traces d'acide cyanhydrique.

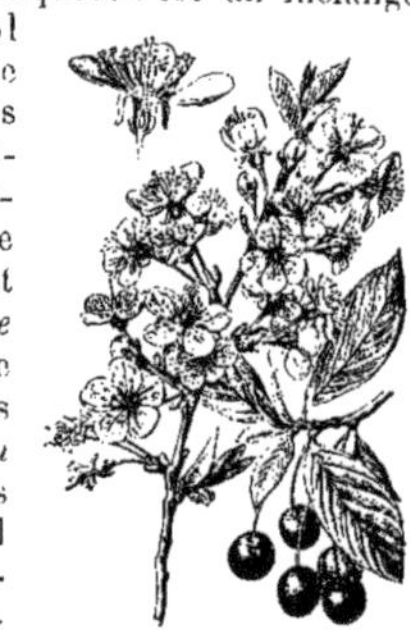

Fig. 53. — *Merisier :* *a,* coupe de la fleur.

✽ *Les boissons* distillées *contiennent de 50 à 75 pour 100 d'alcool avec de dangereuses impuretés* (alcools supérieurs). *Les eaux-de-vie* naturelles *résultent de la distillation de boissons, de jus sucrés ou de fruits fermentés.*

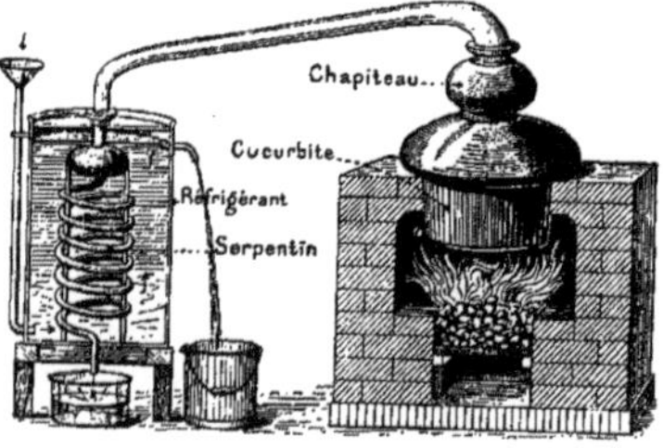

Fig. 54. — *Alambic* pour la distillation de l'*alcool.*

42. Alcools d'industrie. — Les alcools d'industrie sont obtenus en transformant d'abord en glucose l'amidon des céréales ou de la pomme de terre, par l'action de l'acide sulfurique ou de la diastase des graines germées ; puis ce moût est soumis à la fermentation alcoolique et, enfin, distillé ; ou bien on fait fermenter directement les jus sucrés ou les mélasses de betteraves. La production de ces alcools est aujourd'hui considérable en France (*fig.* 55); la plus grande partie est utilisée dans l'industrie, mais une part, beaucoup trop grande, est livrée à la consommation.

Les alcools d'industrie ont une odeur repoussante et une saveur horrible ; ils contiennent une proportion importante d'alcools supérieurs et d'autres impuretés et ne peuvent être consommés tels quels ; ils doivent être *rectifiés*, c'est-à-dire subir plusieurs distillations fractionnées. On élimine d'abord les composés les plus volatils (essences, aldéhydes, éthers), puis on recueille les ***produits de milieu***, c'est-à-dire l'alcool éthylique, qui entraîne toujours certaines impuretés ; enfin on obtient à part les alcools supérieurs. Des distillations successives des produits de milieu pourraient donner de l'alcool éthylique absolument pur, mais ces rectifications successives augmenteraient le prix de revient, aussi livre-t-on à la consommation des alcools d'industrie à peine rectifiés ; on se borne à masquer leur saveur détestable par des *bouquets* divers, et on les transforme en liqueurs.

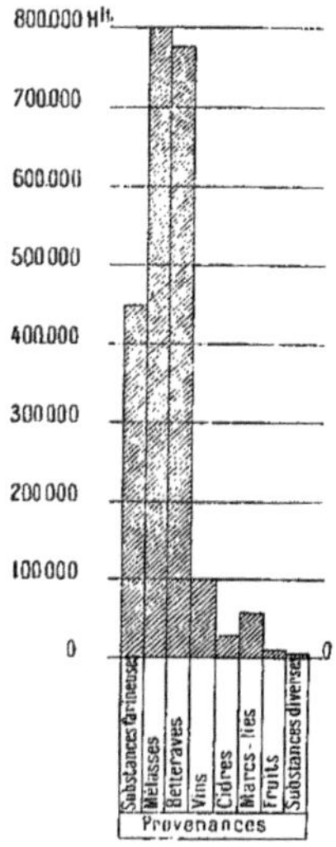

Fig. 55. *Production* annuelle moyenne des *alcools* en France.

❀ *Les* alcools d'industrie *résultent de la distillation des moûts fermentés de céréales ou de jus sucrés de betteraves ; ils sont très impurs et doivent être* rectifiés *avec soin ; trop souvent on les transforme en* liqueurs, *après une rectification insuffisante.*

43. Liqueurs. Absinthe. — Les liqueurs sont les eaux-de-vie artificielles, l'absinthe et tous les prétendus apéritifs et digestifs ; elles sont des alcools industriels peu ou pas rectifiés, additionnés de bouquets à saveur et odeur fortes, et parfois de glucose impur et de matières colorantes. Elles sont toxiques par l'alcool et plus encore par les bouquets.

Le *cognac* à bon marché est fabriqué avec de l'alcool de grains, étendu d'eau pour le ramener au titre de 40 à 50 degrés, additionné de poivre, de caramel et de divers éthers. Le *rhum* est obtenu de façon analogue. Le bouquet du ***kirsch*** artificiel consiste en essence d'amande amère, ou en nitrobenzine ou même en acide cyanhydrique, qui est un poison redoutable. Les *vermouts, amers* et les liqueurs dites digestives ou apéritives sont des alcools impurs, aromatisés avec des poisons divers : salicylate de méthyle, aldéhyde salicylique, éthers, essences, etc.

L'***absinthe***, la plus célèbre et la plus dangereuse de ces liqueurs, est de l'alcool très impur et très fort, marquant 75 degrés ; on l'obtient par macération de diverses plantes odorantes : feuilles et fleurs d'Absinthe, Fenouil, Hysope, fruits d'Anis et de Badiane, et en distillant ensuite. La teinte verte, due aux feuilles employées, est parfois renforcée par des colorants chimiques, très nuisibles pour la plupart. C'est un abominable poison, dont la fabrication et la vente sont interdites aujourd'hui dans différents pays, et notamment en Suisse, depuis l'année 1910.

❀ *Les* liqueurs *sont les eaux-de-vie artificielles et les prétendus apéritifs dont l'*absinthe *est le type ; ce sont des alcools industriels* non rectifiés, *aromatisés à l'aide d'*essences *toxiques donnant le bouquet.*

ALCOOLISME

44. Action de l'alcool sur l'organisme. — Cette action dépend de trois facteurs : la concentration de l'alcool, la dose et la qualité.

Plus l'alcool est *concentré*, plus il est nuisible. Le vin, le cidre et la bière non frelatés, consommés à dose modérée, sont des boissons *hygiéniques*, parce que l'alcool y est très dilué. Un adulte peut consommer sans inconvénient un litre de vin à 10 degrés d'alcool, dose qui représente l'équivalent de 10 centilitres d'alcool à 100° ou de 20 centilitres d'eau-de-vie à 50°, soit la valeur d'un grand verre à boire. La consommation d'une telle quantité d'alcool sous forme d'eau-de-vie entraînerait vite des accidents graves : l'alcool concentré irrite les muqueuses, altère tous les organes avec lesquels il entre en contact, déshydrate les tissus et provoque une soif ardente.

La *dose* d'alcool qui peut être brûlée dans l'organisme ou éliminée aisément par l'excrétion, c'est-à-dire la dose non nuisible, n'atteint pas 1 gramme par kilogramme du poids de l'homme, encore est-il nécessaire, comme nous venons de le dire, que cet alcool soit très dilué pour ne pas nuire aux muqueuses.

Enfin, la *qualité* de l'alcool a une influence considérable. L'alcool éthylique pur, comme il existe dans l'eau-de-vie de vin naturelle, est le moins dangereux des alcools forts; l'hygiéniste le plus sévère ne saurait condamner sa consommation *accidentelle* par un adulte, à très petite dose et à la fin d'un repas. Le danger, comme nous le verrons (**45**), est dans la répétition régulière des doses.

Les alcools supérieurs contenus dans les eaux-de-vie de cidre et de marc et dans les alcools mal rectifiés sont beaucoup plus toxiques que l'alcool éthylique et le sont d'autant plus que leur poids moléculaire est plus élevé. L'alcool amylique, notamment, est toujours accompagné d'une aldéhyde, le *furfurol*, qui est un poison convulsivant. Les aldéhydes et les divers produits composant les bouquets artificiels sont des poisons violents. Quant aux apéritifs, ils sont plus nuisibles encore que tous les autres spiritueux, parce que l'action irritante de l'alcool est plus vive sur la muqueuse de l'estomac lorsque cet organe est vide.

❀ *L'action de l'alcool sur l'organisme dépend essentiellement de sa* concentration, *de la* dose *et de la* qualité; *plus il est concentré, plus il est nuisible; la dose ne doit pas dépasser 1 gramme d'alcool* dilué *par kilogramme du poids de l'homme.*

45. Ravages de l'alcoolisme. — Dès que la proportion d'alcool tolérée par l'organisme (**44**) est dépassée, l'excès d'alcool s'accumule dans le sang, imprègne et altère les organes. L'ingestion d'une dose massive d'alcool détermine un empoisonnement passager, l'alcoolisme *aigu* ou *ivresse*, dégradant pour l'individu qui s'y expose, mais sans conséquences graves pour sa santé, si ces excès sont espacés. *L'alcoolisme chronique*, au contraire, est une altération générale des organes, due soit à des habitudes d'ivrognerie, soit à l'ingestion quotidienne d'une dose d'alcool, trop faible pour provoquer l'ivresse, mais trop grande pour pouvoir être éliminée entièrement. L'usage immodéré du vin, comme celui des alcools forts, mène rapidement à l'alcoolisme.

L'usage journalier de fortes doses d'alcool atteint la totalité de l'organisme; il irrite les *poumons* par lesquels une partie de l'alcool est rejetée sous forme de vapeur, et provoque l'inflammation, puis le racornissement de l'*estomac*, la perte de l'appétit, des troubles profonds de la digestion. Le chyme, chargé d'alcool, exerce son action irritante sur l'*intestin*. Le *foie*, qui reçoit l'alcool venant de l'intestin, est d'abord congestionné, puis grossit; ses cellules s'altèrent et n'accomplissent plus leurs fonctions éliminatrices; c'est la *cirrhose alcoolique* (*fig.* 56). L'altération des cellules sécrétantes du *rein* provoque souvent l'albuminurie; la paroi des *artères* devient dure (*sclérose*), avec tendance à la rupture, d'où des hémorragies cérébrales fréquentes chez les alcooliques. Quant à l'action de l'alcool sur le *cerveau*, elle est évidente : l'homme qui boit avec excès est d'abord excité, puis devient violent, déraisonne, perd l'équilibre; bientôt une longue

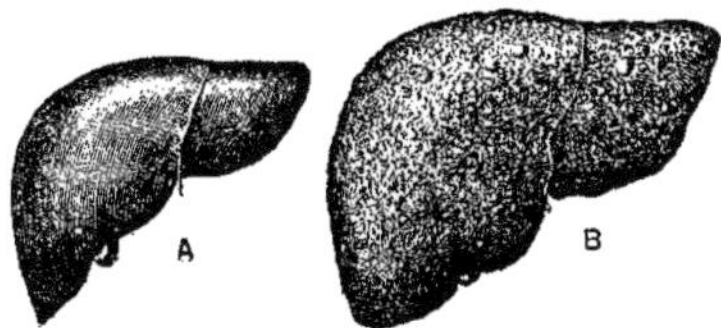

Fig. 56. — A, Foie *sain* et B, foie *hypertrophié* par l'abus de l'alcool.

prostration fait suite à l'excitation primitive. L'alcool finit par imprégner le cerveau du buveur, détermine de l'abrutissement, des hallucinations et la folie. On observe fréquemment la forme aiguë du délire alcoolique ou *delirium tremens*, qui presque toujours précède de peu la mort.

L'*absinthisme* est une variété spéciale de l'alcoolisme plus redoutable encore, à cause des essences *convulsivantes* que renferme la dangereuse liqueur; il conduit plus sûrement et plus rapidement encore à la folie.

Une autre conséquence non moins grave de l'alcoolisme est le peu de résistance que l'organisme intoxiqué du buveur présente à l'invasion des maladies infectieuses, notamment la tuberculose, et le caractère spécial de gravité qu'elles présentent chez lui. Les plus minimes opérations chirurgicales entraînent chez l'alcoolique de graves complications. Les statistiques montrent nettement que lorsque la consommation d'alcool croît dans une région, les cas de folie et la mortalité par la tuberculose suivent la même progression.

❀ *L'alcoolisme est une altération générale des organes, résultant d'excès alcooliques habituels ou d'une consommation journalière trop grande d'alcools forts; il conduit souvent à la folie. L'alcoolique, apte à contracter les* maladies contagieuses, *est inapte à en* guérir.

46. Méfaits sociaux de l'alcoolisme. — L'alcoolique nuit, non seulement à lui-même, mais encore à sa descendance : quand l'intoxication est assez avancée, il devient une *non-valeur* sociale et même une *charge* et un *danger* pour la société. L'alcoolisme conduit à l'abrutissement et à l'extinction de la race. Dans certains cantons de la Normandie, région dont la consommation alcoolique est énorme (*Voir* le Tableau, page 32), la moitié des conscrits sont refusés pour défaut de taille ou pour développement insuffisant, et cependant, jadis, la race qui peuple ces départements était renommée pour sa vigueur.

Les tares alcooliques se transmettent héréditairement; les enfants des buveurs meurent en bas âge ou restent débiles, mal équilibrés moralement et physiquement; ils sont sujets aux convulsions et plus tard à l'épilepsie; ils offrent peu de résistance aux microbes infectieux; ils deviennent souvent de précoces criminels. Des observations poursuivies pendant plusieurs années sur la descendance de nombreuses familles d'alcooliques ont mis tous ces faits en évidence. Avec la consommation des alcools forts, augmentent les morts accidentelles, les suicides et les crimes. La société est forcée de s'imposer de lourds sacrifices pour les alcooliques qui remplissent les hospices d'aliénés, les hôpitaux et les prisons, ainsi que pour la surveillance et l'entretien de leurs enfants arriérés ou criminels. L'alcoolisme est un redoutable fléau social.

❀ *Les tares alcooliques se transmettent par hérédité; elles amènent peu à peu l'abrutissement et l'extinction de la race. L'alcoolique est une* non-valeur, *une* charge *ou même un* danger *pour la société.*

47. Lutte contre l'alcoolisme. — Les mesures, suivies de succès, prises par différents États (limitation du nombre des débits, pénalités diverses, etc.), prouvent que l'on peut lutter contre l'alcoolisme; en Suède, vers 1860, la consommation annuelle par tête d'habitant, et calculée en alcool absolu, était de 12 litres; elle n'est plus que de 2 litres aujourd'hui.

Les mesures prises en France contre l'alcoolisme, dont les progrès ont coïncidé avec ceux de la grande industrie, sont jusqu'ici au nombre de quatre : 1° Par une loi datant de 1873, l'ivresse publique est devenue un délit, punissable d'amende et de prison. 2° On a, en 1900, supprimé dans les villes les droits d'entrée

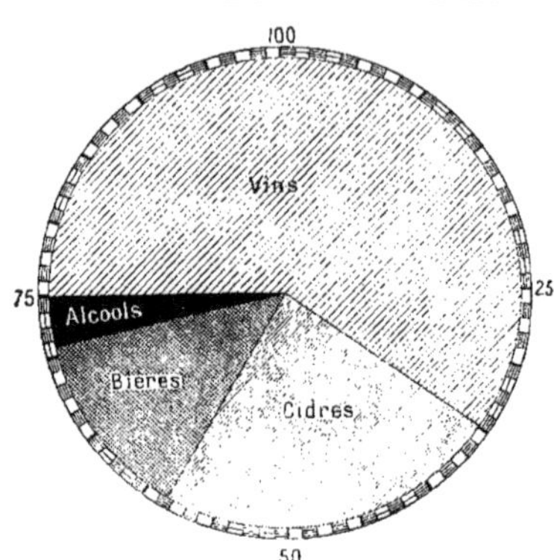

Fig. 57. — *Production comparée* des *boissons* en France.

sur les boissons hygiéniques et surchargé de droits les alcools forts, de façon à favoriser l'usage des premières (*fig.* 57). 3° Des lois sévères ont été faites contre les commerçants qui falsifient les boissons alcooliques. Dans certains pays, l'État a le monopole de la fabrication et de la vente de l'alcool, afin d'en assurer la rectification. 4° Enfin on a institué l'enseignement antialcoolique pour répandre la connaissance des dangers de l'alcool.

Les préjugés sur les vertus de l'alcool sont encore fort répandus dans le peuple; on entend dire souvent que l'alcool réchauffe et soutient; des expériences ont montré la fausseté de ces assertions; les gens ayant à développer un grand effort musculaire : guides de montagnes, coureurs, etc., s'abstiennent de liqueurs fortes. Les véritables sources de chaleur et de force sont les corps gras et les hydrates de carbone. Les diverses mesures dont nous venons de parler n'ont amené jusqu'ici qu'une bien faible diminution dans la consommation de l'alcool.

❀ *En France, la* lutte *contre l'alcoolisme a pour moyens : des lois contre l'ivresse publique et la* ***falsification des boissons****, la suppression des droits sur les boissons hygiéniques et l'enseignement antialcoolique.*

V. — TABLEAU RELATIF A L'ALCOOLISME.

CONSOMMATION ANNUELLE D'ALCOOL FORT par tête d'habitant dans divers pays.

	litres.
Danemark	7,1
Belgique	4,7
Hollande	4,5
Allemagne	4,5
France	4,1
Suisse	2,1
Suède	2,»
Italie	1,»

Tous ces chiffres se rapportent à l'année 1905. Si l'on y joint l'alcool renfermé dans les boissons fermentées, la France tient le premier rang pour la consommation de l'alcool, à cause de sa forte consommation en vin (130 litres par tête d'habitant).

CONSOMMATION ANNUELLE D'ALCOOL FORT en France, par tête d'habitant, depuis 1830.

	litres.		litres.
1830	1, »	1880	3,64
1840	1.25	1890	4.35
1850	1,46	1900	4,66
1860	2,28	1905	4,10
1870	2.32	1907	3,83

CONSOMMATION ANNUELLE D'ALCOOL FORT par tête d'habitant dans diverses régions de la France.

	litres.
Calvados	19,7
Seine-Inférieure	13.5
Eure	11,5
Somme	10.7
Oise	9.8
Manche	9,7
Paris	6,»
Haute-Savoie	1,38
Vienne	1,09
Vendée	0,91
Corrèze	0,89
Landes	0,85
Gers	0,84

Ces chiffres se rapportent à l'année 1905. La statistique complète par départements montre que la consommation d'alcools forts est *considérable* dans les départements producteurs de cidre; *faible* dans ceux qui produisent du vin ou ne renferment pas de grands centres industriels. — Dans ces trois tableaux, l'alcool fort est calculé en alcool pur à 100°, ce qui représente un chiffre *double* d'eau-de-vie. De plus, si l'on ne tient pas compte des enfants, des femmes et des tempérants, on trouve, par tête de buveur (1 buveur par 8 habitants), une consommation annuelle formidable d'alcools forts dans certains départements.

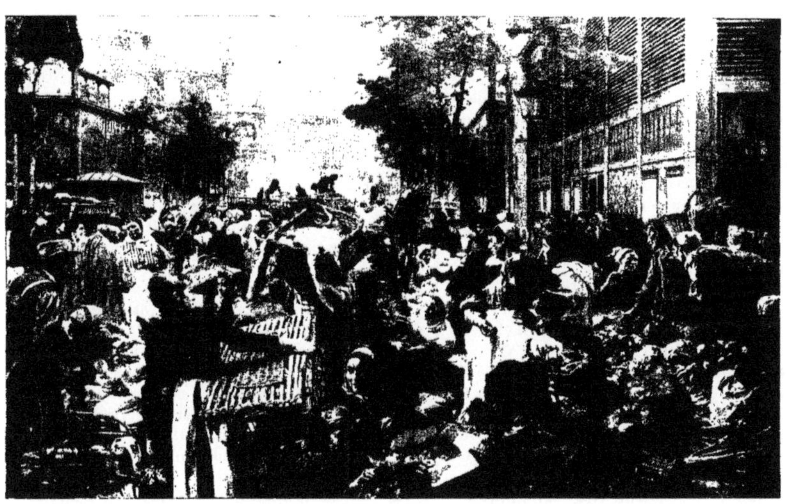

Fig. 58. — Le *Carreau des Halles, à Paris* ; tableau de Lhermitte (Petit Palais des Champs-Élysées).

VI. LES ALIMENTS

48. Classification des aliments. — Les aliments sont à la fois *réparateurs* des tissus et *producteurs d'énergie*. Les aliments *simples* sont : l'eau, les sels minéraux, les aliments ternaires, c'est-à-dire les matières féculentes, grasses et sucrées, enfin les aliments quaternaires, dits aussi *azotés* ou *albuminoïdes*, comme l'albumine de l'œuf, la caséine du lait, la musculine de la viande, le gluten des céréales. Les substances qui paraissent sur la table, à part l'eau, le sucre et le sel, sont des aliments *composés*. Nous étudierons successivement les conditions d'une *alimentation rationnelle*, puis les principaux aliments usuels d'origine *animale* et ceux d'origine *végétale* au point de vue des dangers que font courir à la santé leurs altérations, leurs falsifications et les parasites que certains d'entre eux renferment souvent; nous parlerons ensuite des méthodes de *conservation* des aliments, enfin nous terminerons par l'étude des *vers parasites*.

❀ *On distingue 1° les aliments simples, comme l'eau, le sucre, l'albumine, et 2° les aliments composés ou usuels, qui sont des mélanges d'aliments simples.*

ALIMENTATION RATIONNELLE

49. Régimes alimentaires. — La manière dont il convient d'associer les aliments composés constitue un régime. Le régime *végétarien* absolu, c'est-à-dire sans lait ni œufs, présente des inconvénients : insuffisance des principes azotés, abondance de la cellulose non digérable, volume considérable des aliments qu'il est nécessaire d'ingérer. Un régime trop exclusivement *animal* ne convient pas non plus à notre organisme (51). Le régime le plus convenable est le régime *mixte* bien compris, faisant une large place au pain et aux légumes ; il donne une masse alimentaire quotidienne de 1 500 à 1 800 grammes chez l'adulte ; il s'y ajoute environ 2 litres d'eau. L'alimentation doit être *variée* pour entretenir l'appétit.

Il faut éviter la suralimentation habituelle qui mène à l'obésité ; l'alimentation insuffisante est plus redoutable encore, elle affaiblit l'organisme et prépare le terrain pour le développement des maladies infectieuses. Il faut prendre ses repas à heures fixes et bien espacées, mâcher avec soin, boire peu et rester toujours sur sa faim.

✿ *Le régime* végétarien *absolu et le régime* carné *offrent des inconvénients ; le régime doit être* mixte *et* varié. *La suralimentation, comme l'insuffisance alimentaire, est nuisible.*

50. **Rations alimentaires.** — Un homme travaillant peu et pesant 70 kilogrammes dépense chaque jour dans nos pays tempérés 2 500 calories pour maintenir constante la température de son corps et pour faire contracter ses muscles ; cette chaleur provient de l'oxydation des aliments dans les tissus. La combustion de 1 gramme d'albumine ou de matière féculente ou sucrée donne 4,1 calories ; celle de 1 gramme de graisse donne 9,3 calories.

Si les aliments ne jouaient que le rôle de combustible il suffirait d'ingérer la quantité voulue de graisse ou de sucre pour arriver à 2 500 calories, c'est-à-dire pour faire face à tous ses besoins ; mais il n'en est pas ainsi, car l'aliment doit réparer les pertes de notre organisme en sels minéraux, en azote, etc. : une petite dose de matière albuminoïde est toujours indispensable, et il faut lui ajouter un complément de graisse et de matières hydrocarbonées qui peuvent être associées en proportions très variables ; la quantité *totale* doit fournir environ 2 500 calories. Si l'albumine est insuffisante, la portion qui manque est prélevée sur les tissus ; si la ration est trop faible comme valeur totale de calories, le complément est fourni par les réserves de graisse de l'organisme.

Les conditions hygiéniques d'un menu sont fort complexes ; il faut tenir compte de l'âge du sujet, de son poids, de ses occupations sédentaires ou actives, et aussi, évidemment, de ses goûts et de ses moyens. A ce propos, notons que la valeur nutritive d'un aliment n'a souvent aucun rapport avec sa valeur marchande, comme le montre le *Tableau* (p. 35).

La ration quotidienne dont nous venons d'établir les bases est celle qui équilibrerait seulement les recettes et les dépenses de l'organisme adulte ; c'est une ration d'*entretien ;* elle varie avec le climat, la saison, le travail effectué. Chez les ouvriers fournissant un travail pénible, la dépense quotidienne peut atteindre 4000 calories ; il faut une ration de *travail*, riche en matières féculentes ou sucrées. A l'enfant il faut, de plus, une ration de *croissance* destinée à la formation de nouveaux tissus.

✿ *La ration quotidienne d'*entretien *d'un adulte travaillant peu doit comprendre un minimum d'albumine, aliment* réparateur *indispensable, et un poids de matières grasses ou hydrocarbonées dont la transformation doit produire au total 2 500* calories. *L'ouvrier a, de plus, besoin d'une ration de travail, et l'enfant d'une ration de croissance.*

ALIMENTS ANIMAUX

51. **Inconvénients de l'abus de la viande.** — La viande est la chair musculaire des animaux de boucherie : bœuf, veau, mouton et porc ; on peut y joindre celle du cheval, la chair des volailles et du gibier. La viande est riche en eau, en principes albuminoïdes, représentés surtout par la musculine du muscle ; elle renferme toujours un peu de graisse. En boucherie, la viande est divisée en trois catégories, suivant la région du corps de l'animal (*fig.* 59) d'où elle est retirée.

La viande est un aliment des plus utiles ; mais la part qui lui est faite dans l'alimentation des classes aisées est aujourd'hui beaucoup trop considérable ; la viande, en effet, provoque la

VI. — TABLEAU DONNANT LA COMPOSITION DES ALIMENTS USUELS.

NOMS DES ALIMENTS.	PROPORTION MOYENNE D'ALIMENTS SIMPLES POUR 100 PARTIES :					CALORIES fournies par la combustion organique de 100 grammes.
	EAU.	ALBUMINOÏDES.	HYDRATES DE CARBONE.	CORPS GRAS.	SELS MINÉRAUX.	
VIANDE DE BŒUF	74	20	Traces.	5	1	128
POISSON (saumon)	77	15	Traces.	5	3	108
ŒUF DE POULE	73	14	Traces.	12	1	162
LAIT DE VACHE	86,5	4	5	4	0,5	71
FROMAGE DE BRIE	52	18	Traces.	25	5	305
HUÎTRE	80	14	1,5	1,5	3	78
PAIN BLANC	40	8	50	1	1	247
LENTILLES	15	26	54	2	3	316
POMME DE TERRE	75	2	22	Traces.	1	98
NAVET	87	1	11	Traces.	1	49
CHAMPIGNONS DE COUCHE	91	4	4	Traces.	1	33
FRUITS PULPEUX SUCRÉS	86	1	11	1	1	58

constipation; elle donne lieu à des fermentations intestinales nuisibles, avec formation de toxines souvent mal supportées, et d'urates peu solubles se déposant dans les cartilages articulaires ou au voisinage des os (*goutte*). L'abus de la viande est une des causes admises de la fréquence actuelle de l'appendicite.

Le *bouillon* de viande est un aliment peu nutritif, car l'eau ne dissout qu'une faible partie des albuminoïdes musculaires; mais c'est l'apéritif par excellence, car il détermine l'apparition d'une grande quantité de pepsine dans le suc gastrique.

❀ *La* viande *est la chair musculaire des animaux de boucherie; elle est très riche en principes azotés.* L'abus *de la viande est nuisible à l'organisme par la formation de* toxines *et d'*urates, *qui sont souvent mal éliminés.*

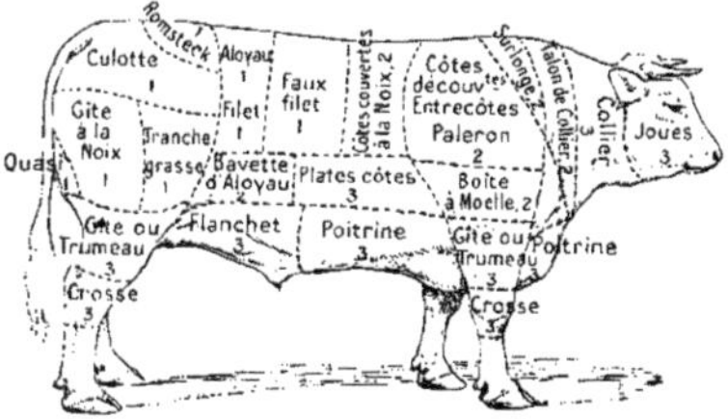

Fig. 59. — Différentes parties du *bœuf*.

52. Viandes toxiques. — La consommation de certaines viandes présente des dangers. Les viandes *malsaines* sont les viandes *toxiques*, c'est-à-dire renfermant des poisons; les viandes *parasitées*, abritant les germes des vers parasites; les viandes *infectieuses*, contenant des microbes pathogènes.

Parmi les produits de désassimilation formés dans les tissus animaux sont des poisons, les *leucomaïnes;* ces poisons sont rejetés par l'excrétion à mesure qu'ils se forment; mais, lorsqu'on abat un animal fatigué, ayant fourni une longue marche, ils subsistent dans la viande. Pour cette raison, aux abattoirs de Paris on ne tue les animaux qu'après un repos de vingt-quatre heures. Les leucomaïnes se forment pendant la *vie* de l'animal; d'autres poisons, les *ptomaïnes*, se forment après sa *mort*, par la décomposition de ses tissus sous l'action des microbes de la putréfaction : l'aspect noirâtre de la viande et son odeur préviennent du danger. La consommation du gibier *faisandé*, quand sa putréfaction est trop avancée, celle des conserves avariées, occasionnent des empoisonnements graves. L'empoisonnement par les saucisses préparées avec des viandes peu fraîches est assez fréquent, c'est le *botulisme*. Une cuisson parfaite tue les microbes de la putréfaction, mais ne détruit qu'imparfaitement les ptomaïnes.

✿ *Les viandes malsaines sont les viandes* toxiques, parasitées, *ou* infectieuses. *Les viandes toxiques proviennent d'animaux fatigués ; ce sont surtout les viandes putréfiées.*

53. **Viandes parasitées et viandes infectieuses.** — Les viandes contiennent souvent les embryons de vers parasites qui accomplissent leur phase adulte chez l'homme : les principaux sont le *Ténia armé* (**68**) et la *Trichine* pour la viande du porc, le *Ténia inerme* chez le bœuf. La viande du mouton et celle du cheval en sont exemptes, et peuvent être consommées saignantes, ou même crues si c'est nécessaire ; les autres viandes doivent être mangées suffisamment cuites.

L'usage des viandes d'animaux morts ou même seulement atteints de maladies infectieuses, comme le charbon, la morve, la tuberculose est extrêmement dangereux (**74**); la plus fréquente de ces maladies est la tuberculose, fort commune chez les bovidés. On tolère la mise en vente des animaux tuberculeux lorsque les lésions ne sont pas généralisées, la viande alors ne renferme pas de bacilles (**135**) ; on l'interdit dans le cas contraire, mais certaines viandes infectieuses sont introduites clandestinement par quartiers (viandes *foraines*). Les viandes infectieuses sont dangereuses par simple contact avec la peau excoriée, mais surtout par ingestion ; les viscères : reins, poumons, foie, contiennent encore plus de microbes que la chair musculaire. Ici encore, une cuisson complète de la viande tue les microbes, mais ne détruit qu'imparfaitement leurs toxines.

✿ *Les viandes de bœuf et de porc renferment souvent les embryons de* vers parasites. *Les viandes* infectieuses *sont dangereuses par contact et par ingestion ; dans les deux cas une cuisson complète diminue le danger.*

54. **Lait : altérations et falsifications.** — Le lait est le plus complet de tous les aliments naturels. Il est formé d'eau tenant en dissolution du lactose ou sucre de lait, de la caséine, des sels, et, en suspension, des globules gras qui, par le repos, montent lentement à la surface et forment la *crème.*

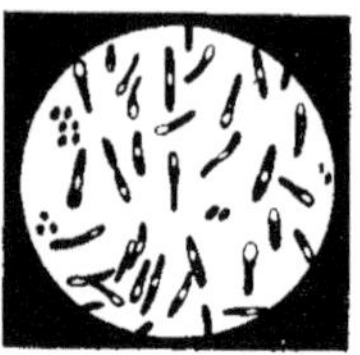

Fig. 60.
Bacille du *lait bleu.*

Abandonné à lui-même, le lait s'altère très vite, en été surtout. Il s'y produit la *fermentation lactique* sous l'action d'une bactérie qui transforme une partie du lactose en acide lactique (lait aigri), lequel détermine la coagulation de la caséine (lait caillé). Un grand nombre de microbes peuvent se développer dans le lait, notamment celui du *lait bleu* (*fig.* 60), dont une sécrétion colore ce liquide.

Les nombreuses *falsifications* que subit le lait sont criminelles, car elles diminuent sa valeur alimentaire et peuvent causer la mort des jeunes enfants dont ce liquide est la nourriture exclusive. Les principales sont le *mouillage*, ou addition d'eau souvent impure, et l'*écrémage*, ou soustraction d'une partie de la crème ; ces fraudes sont parfois répétées par le récoltant, le livreur et le détaillant. Le lait écrémé et mouillé est ensuite épaissi avec de la fécule ou de la farine ; on l'empêche de tourner à l'aide de bicarbonate de soude qui neutralise l'acide lactique à mesure qu'il se forme, ou d'antiseptiques (**87**), comme le borax, le formol, l'acide salicylique, qui sont très nuisibles.

✿ *Le lait est sujet à des* altérations *naturelles, comme la fermentation lactique (lait aigri), le bleuissement, et à de criminelles* falsifications, *comme le mouillage, l'écrémage et l'addition d'antiseptiques.*

55. **Lait tuberculeux. Stérilisation.** — Le lait peut renfermer des bacilles pathogènes (fièvre typhoïde) introduits par les mains insuffisamment propres des personnes qui traient, par l'eau servant au lavage des vases contenant ce lait ou au mouillage frauduleux. Certains germes peuvent provenir directement de l'animal : la tuberculose est fréquente chez les vaches laitières et, même quand il n'existe pas de lésions tuberculeuses

de la mamelle; le lait est alors extrêmement dangereux.

Il est indispensable de toujours stériliser le lait dès son arrivée; on évite ainsi les dangers provenant de ses altérations naturelles ou de ses germes pathogènes, et on assure sa conservation. On peut le *stériliser* en grand, à l'autoclave à la température de 115°; mais le procédé le plus simple consiste à le faire bouillir, après avoir crevé la membrane de caséine coagulée de la surface; la stérilisation ne persiste que si le vase est soigneusement bouché. Par l'ébullition, la caséine se modifie et devient moins digérable. On évite cet inconvénient, faible pour les adultes, grave pour les jeunes enfants, en se bornant à *pasteuriser* le lait, c'est-à-dire à le chauffer suffisamment pour détruire les germes pathogènes et assurer sa conservation temporaire, sans modifier ses éléments. A cet effet, on le fait « monter » à trois reprises différentes, séparées par des repos, sans le laisser bouillir; ou on le chauffe au bain-marie à 80° dans des bouteilles assez petites pour que le contenu en soit utilisé en une seule fois, et munies d'un obturateur qu'on ferme à la fin de l'opération (*fig.* 61).

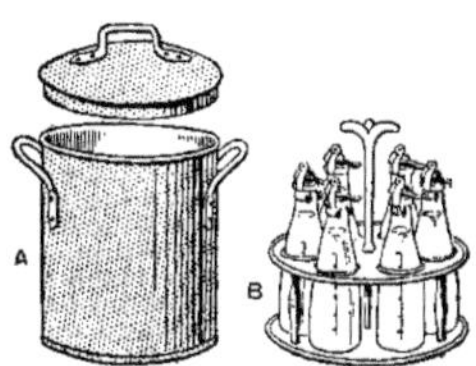

Fig. 61. — *Stérilisateur :* A, marmite, B, porte-bouteilles.

✽ *La* stérilisation *du lait détruit les microbes introduits par le manque de propreté des récoltants ou provenant des vaches tuberculeuses, mais elle* modifie *les principes du lait; la* pasteurisation *est préférable.*

56. **Beurre, fromages.** — Le *beurre* est un aliment qui s'obtient en rassemblant, par le barattage ou à l'aide d'écrémeuses centrifuges, les globules gras du lait.

Les fraudes communes consistent dans l'addition de *margarine*, extraite du suif de bœuf, ou de beurre de coco, dit aussi *végétaline;* ce sont des substances alimentaires non malsaines, mais leur addition au beurre est interdite. Le beurre ainsi traité est plus blanc; on le colore avec les sucs inoffensifs de plantes (carotte, souci) ou, ce qui est plus grave, avec des couleurs d'aniline. En pâtisserie, on a remplacé parfois le beurre par de la vaseline, substance inerte extraite des pétroles.

La base du *fromage* est le caillé obtenu en faisant coaguler le lait avec la présure de la caillette du veau. Le caillé renferme la caséine, du beurre, un peu de lactose et de sels; après égouttage du petit-lait, il constitue le fromage *blanc*, riche aliment azoté qui doit être consommé de suite, car il s'altère vite. Les fromages *fermentés* résultent des divers modes d'obtention du caillé : à froid et sans pression pour les fromages à pâte *molle*, à chaud et avec pression pour ceux à pâte *résistante*, et des conditions dans lesquelles ils subissent la fermentation; celle-ci rend la caséine plus soluble et plus digestible. Les fromages fermentés sont non seulement d'excellents aliments, mais, par leurs diastases, ils stimulent la digestion; trop vieux, ils sont putréfiés et dangereux.

✽ *Le beurre est falsifié avec de la* margarine *ou du beurre de coco. Le fromage a pour base le caillé, qui,* égoutté, *donne le fromage blanc, et,* fermenté, *tous les autres fromages.*

57. **Les œufs.** — L'œuf joue le rôle d'un aliment complet, malgré le manque d'hydrates de carbone; le blanc est formé d'eau, d'albumine, de sels; le jaune est riche en corps gras. Le degré de cuisson modifie beaucoup la digestibilité des œufs; les œufs crus ou à la coque sont les plus digestibles.

Comme tous les autres aliments, les œufs doivent être consommés frais, sans quoi ils peuvent déterminer de graves empoisonnements. On reconnaît la fraîcheur d'un œuf en le *mirant*, c'est-à-dire en le plaçant dans un endroit sombre, entre la flamme d'une bougie et l'œil; si l'œuf est vieux, le jaune est déplacé et adhère à la coquille, formant une tache.

✽ *Les œufs sont extrêmement riches en principes* albuminoïdes *et* gras; *la cuisson diminue beaucoup leur digestibilité.*

58. **Poissons, mollusques, crustacés.** — La chair des *poissons* se rapproche de la viande de boucherie par sa composition : sa valeur nutritive est un peu moindre. Certains poissons contiennent les œufs d'un ver parasite (**68**). Les poissons avariés empoisonnent comme les viandes altérées. Les œufs du barbillon et du brochet sont nuisibles.

Les *huîtres* forment un excellent aliment complet, mais celles qui ont séjourné dans des parcs souillés par les eaux d'égout, ou qui ont été rafraîchies avant la vente à l'aide d'eaux impures, peuvent communiquer la fièvre typhoïde. Il en est de même des *moules;* ces dernières déterminent parfois des accidents mortels causés par une leucomaïne (**52**) spéciale, localisée dans le foie des mollusques ayant séjourné dans des eaux malsaines.

La chair des *crustacés :* homards, langoustes, crabes, crevettes, est très lourde, indigeste ; elle doit être toujours consommée en petite quantité et très fraîche.

✽ *Poissons, mollusques et crustacés doivent toujours être utilisés* frais. *Les huîtres et les moules élevées dans des réservoirs malpropres peuvent propager la* fièvre typhoïde.

ALIMENTS VÉGÉTAUX

59. **Farine et Pain.** — Le pain est formé d'une pâte de farine et d'eau que l'on fait fermenter, puis cuire au four. Ses qualités dépendent de la valeur alimentaire et de la pureté de la *farine* dont il est composé, et du soin apporté à la *panification.*

Le pain de blé ou froment est le plus nourrissant. Le *grain*, ou fruit du blé, comprend un péricarpe entourant la graine ; celle-ci est composée d'un tégument soudé au péricarpe, d'un albumen abondant et d'un petit embryon (*fig.* 62). Sous la meule, le péricarpe et le tégument deviennent le *son;* l'albumen et l'embryon donnent la farine. Une farine de bonne qualité renferme 60 pour 100 d'amidon, 14 pour 100 de gluten, principe azoté se présentant dans les cellules sous forme de *grain d'aleurone;* puis des principes gras et sucrés, des phosphates et d'autres sels, et 10 pour 100 d'eau. L'embryon et les cellules externes de l'albumen sont de teinte *grise* et riches en gluten ; le centre est *blanc* et riche en amidon ; l'embryon contient, de plus, des matières grasses et des diastases ; sa présence dans les farines empêche leur longue conservation : aussi l'enlève-t-on ordinairement, et à tort, car c'est un élément très nourrissant.

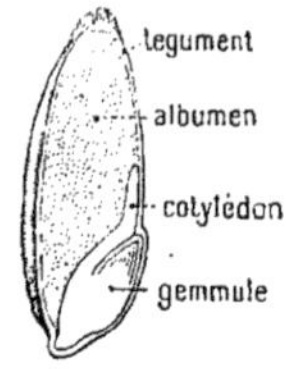

Fig. 62. — Coupe d'un *grain de blé.*

La farine doit être bien blutée, c'est-à-dire séparée du son, lequel est en grande partie inattaquable par les sucs digestifs de l'homme ; le pain blanc est plus nourrissant que le pain bis ; cependant, il y a une limite et l'on a tendance aujourd'hui à faire le pain trop blanc, en n'employant à sa fabrication que la *fleur* de farine, provenant de la partie centrale du grain, et pauvre en gluten et en phosphates.

✽ *Le* pain *est une pâte de farine de froment fermentée et cuite. La meule transforme le grain de blé en* son *et* farine *qu'un blutage sépare; le centre du grain donne la* fleur *de farine, plus blanche, mais moins riche en gluten que la farine totale du grain.*

60. **Panification.** — La panification comprend : pétrissage, fermentation et cuisson.

Le *pétrissage* à bras d'homme (*fig.* 64) devrait être proscrit de nos jours, il introduit dans la pâte toutes les sécrétions du corps surchauffé de l'ouvrier : sueur, gouttelettes de salive lancées en toussant, accompagnées de microbes ; ceux que contient le centre de la pâte semblent, dans certains cas, ne pas être tous tués par la chaleur, d'après plusieurs expériences. Il existe cependant aujourd'hui des pétrins mécaniques (*fig.* 63) qui malaxent la pâte aussi bien et plus proprement que l'ouvrier le plus consciencieux ; une pâte mal pétrie fermente mal et donne un pain renfermant de grandes cavités.

La *fermentation* s'accomplit sous l'action du *levain*, fragment de pâte aigrie provenant d'une opération précédente et renfermant la

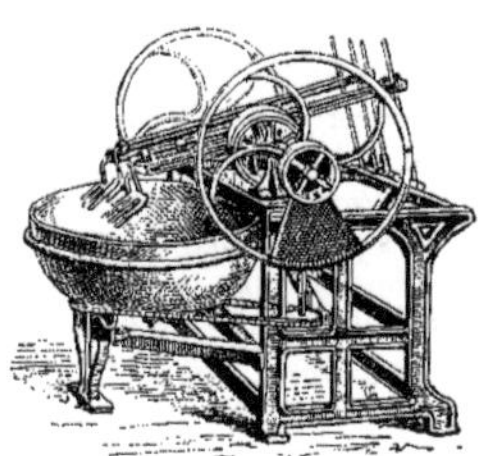

Fig. 63. — *Pétrin mécanique.*

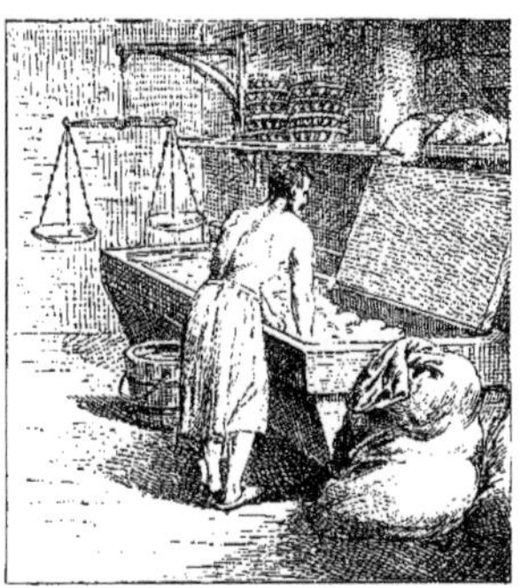

Fig. 64. — Boulanger *pétrissant* la pâte.

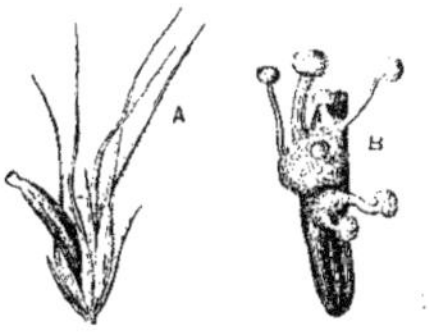

Fig. 65. — *Ergot* du Seigle : A, grain ergoté ; B, ergot fructifié.

bactérie lactique, des cellules de levure et d'autres ferments ; pour les pains de fantaisie on emploie de la *levure* pure. Ces ferments transforment le sucre et une partie du gluten de la farine en alcool et en bulles de gaz carbonique ; ces dernières font lever la pâte, se dilatent pendant la cuisson, ne peuvent se dégager à cause de la formation rapide de la croûte, et rendent le pain léger et digestif. Seules, les farines à gluten *extensible* (blé, seigle) lèvent sous l'action du gaz carbonique et sont panifiables ; le blé noir ou sarrasin, le maïs, ont un gluten *pulvérulent* et sont propres seulement à faire des bouillies ou des galettes.

Une *cuisson* incomplète du pain constitue une véritable fraude qui donne un aliment lourd, chargé d'eau, indigeste, à mie collant aux doigts. Les fours continus et à foyer distinct sont supérieurs comme propreté aux fours communs, chauffés directement au bois. Ajoutons que le pain chaud se digère moins aisément que le pain rassis.

❀ *Le* pétrissage *à bras d'homme introduit dans la pâte les* sécrétions *du corps de l'ouvrier. La* fermentation, *sous l'action du levain, donne du gaz carbonique qui rend le pain léger et plus digestif. La* cuisson *du pain doit être complète.*

61. Pains nuisibles. — Les causes qui peuvent rendre le pain nuisible sont les falsifications des farines, leurs impuretés, leurs altérations ou celles du pain lui-même.

Les *falsifications* des farines consistent dans l'addition d'amidon, de fécule de pomme de terre ou de haricot, qui diminuent sa valeur alimentaire, ou même dans l'addition de craie, de plâtre ou de talc. Les principales *impuretés* des farines sont la présence d'ivraie, plante vénéneuse qui croît parfois dans les blés, ou celle d'un champignon très toxique, l'ergot de seigle (*fig.* 65). Les farines tirées de blés atteints de diverses maladies, comme la nielle, la carie, la rouille, occasionnent des accidents. Il en est de même des farines altérées par l'humidité, et du pain lorsqu'il est chargé de certaines moisissures.

❀ *Le pain peut être très nuisible lorsqu'il est préparé avec des farines* falsifiées (*talc*), impures (*ivraie*), *ou* altérées (*humidité*).

62. Légumes et fruits. — Les légumes sont *farineux*, comme les graines des Légumineuses ou les tubercules de la pomme de terre, ou *herbacés*, comme les choux, les salades.

Les *graines des Légumineuses* : haricots, pois, fèves et lentilles sont des aliments de premier ordre ; riches en sels minéraux et en amidon, ils contiennent, sous forme de gluten pulvérulent ou *légumine*, plus de matière azotée que la viande. Notons cependant que cette matière azotée n'est pas entièrement utilisable par l'organisme, et que l'enveloppe de ces graines est formée de cellulose indigérable.

La *pomme de terre* est riche en amidon, mais pauvre en matières azotées. La germination y fait apparaître un poison, la *solanine*.

Les légumes herbacés sont très aqueux et peu nutritifs; ils sont surtout rafraîchissants, ainsi que les fruits. Les légumes, salades, fraises, etc., qui se consomment crus, présentent les dangers des eaux impures ayant servi à l'arrosage et peuvent propager les germes des vers parasites ou de la fièvre typhoïde.

✿ *Les* graines *des Légumineuses sont des aliments riches en sels, amidon et principes azotés; la* pomme de terre, *riche en amidon, est pauvre en azote. Les légumes* herbacés *et les fruits sont rafraîchissants.*

63. Champignons, condiments, huiles. — Les *champignons* sont des aliments peu nutritifs, mais de saveur exquise. Malheureusement, certaines espèces sont vénéneuses, mortelles même. La plupart des accidents sont dus à des préjugés : noircissement d'une pièce d'argent si l'espèce est vénéneuse; présence d'un anneau au pied, si elle est comestible, etc., dont aucun n'a la moindre valeur générale. Si l'on ne connaît pas parfaitement les caractères botaniques, une grande prudence s'impose. Notons

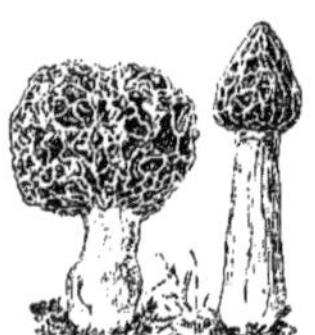

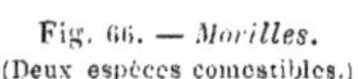

Fig. 66. — *Morilles.* (Deux espèces comestibles.)

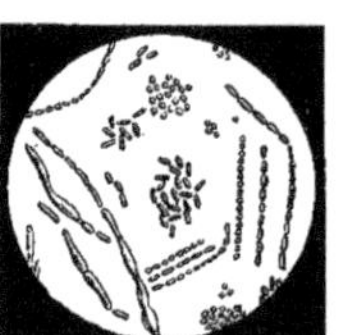

Fig. 67. — *Mycoderme acétique.*

que quelques rares espèces, comme les *Morilles* (*fig.* 66), ne prêtent à aucune confusion et que la consommation des meilleurs champignons est dangereuse lorsqu'ils sont trop vieux.

Les *condiments* sont destinés à relever la saveur des aliments; à petite dose, ils sont digestifs et excitent l'appétit; l'abus est nuisible. Les principaux sont le sel, le poivre, la moutarde et le vinaigre.

Le *sel marin* est indispensable à la vie, mais il existe en quantité suffisante dans les autres aliments; l'abus du sel nuit à l'estomac et aux reins. Le *poivre noir* est fourni par les baies desséchées du Poivrier; le poivre *blanc* est le même, décortiqué. La *moutarde* s'obtient en écrasant les graines de cette plante dans du vinaigre ou dans du verjus. Ces condiments sont souvent falsifiés à l'aide d'argile, de farine, etc. Le *vinaigre* résulte de l'oxydation de l'alcool du vin par un ferment, le *Mycoderme acétique* (*fig.* 67), mais, le plus souvent, on fait fermenter de l'alcool dilué. On falsifie parfois le vinaigre par mouillage et addition d'acides sulfurique ou tartrique.

Les *huiles* végétales sont obtenues par écrasement de certains fruits, comme l'olive, ou de graines, comme la noix, l'amande, le pavot noir qui donne l'huile d'œillette. L'huile d'olives, la plus estimée, est souvent falsifiée avec de l'huile d'œillette.

✿ *Certains champignons sont* vénéneux. *Les condiments, utiles à* petite dose *pour relever la saveur des aliments, sont très falsifiés.*

64. Sucre, sucreries, chocolat. — Le *sucre* est un aliment de premier ordre, très favorable au travail musculaire. A petite dose, il excite la sécrétion salivaire et facilite la digestion. L'abus cause des troubles digestifs et provoque temporairement du diabète. Le sucre en poudre est souvent additionné d'amidon. Dans les *sirops* du commerce, le sucre est remplacé par des glucoses impurs (**38**). Il est interdit de colorer les bonbons et dragées avec des sels minéraux, mais les couleurs d'aniline sont permises en confiserie, en raison de la petite quantité nécessaire.

Le *chocolat* est un mélange de sucre et de graines du Cacaoyer torréfiées et broyées. C'est à la fois un aliment très riche et un stimulant. Il renferme 55 pour 100 de sucre, 32 pour 100 de beurre de cacao, des sels, et un alcaloïde excitant, la *théobromine*, analogue à la caféine (**34**). Il est falsifié à l'aide de farine, de glucose; on y remplace parfois une partie du beurre de cacao par de la graisse.

✿ *Le sucre est un aliment* musculaire *très utile à dose modérée; dans les sirops du commerce, le* glucose *le remplace souvent. Le* chocolat *est un aliment et un stimulant.*

CONSERVATION DES ALIMENTS

65. Action de la chaleur. — Les aliments s'altèrent rapidement sous l'action des microbes de la putréfaction. On peut cependant les conserver plus ou moins longtemps en détruisant les germes qu'ils contiennent et en empêchant le développement de nouveaux germes. On conserve par la chaleur, le froid, la dessiccation ou par les antiseptiques.

La simple *cuisson* des viandes augmente la durée de leur conservation. On obtient une conservation temporaire des divers liquides alimentaires, lait, cidre, bière, par la *pasteurisation*, ou chauffage à la température de 70° à 80°, qui ne détruit que certains germes pathogènes, mais ne modifie pas le goût de la substance traitée. Une *stérilisation* absolue est, au contraire, indispensable pour assurer une longue conservation des aliments. Ceux-ci, placés dans des boîtes métalliques, sont chauffés un peu au delà de 110° dans un bain-marie formé d'une solution concentrée de chlorure de calcium; vers la fin du chauffage on ferme hermétiquement le couvercle avec une goutte de soudure à l'étain pur. Si l'opération a été mal faite, l'aliment fermente, des gaz se forment et font bomber les bases de la boîte (*fig.* 68).

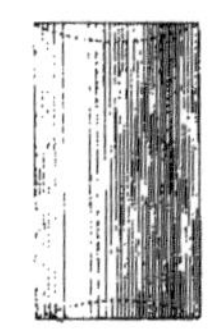
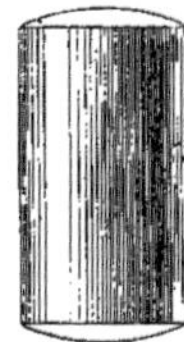

Fig. 68. — Boîtes de conserve *saine* et de conserve *avariée*.

Les aliments conservés doivent être consommés dès l'ouverture de la boîte. Ils subissent à la longue des modifications chimiques qui altèrent leur goût. Le maximum de durée d'une conserve est évalué à cinq ans. Les conserves avariées provoquent des empoisonnements souvent mortels.

✿ *Pour conserver les aliments, on détruit les germes qu'ils renferment et on* empêche *le développement de nouveaux germes apportés par l'air. On utilise surtout la* chaleur, *avec maintien en boîte close.*

66. Action du froid; procédés divers. — Le froid ne tue pas les microbes, mais il empêche leur développement. On conserve beaucoup d'aliments en été dans des *glacières*, sortes d'armoires disposées pour recevoir de la glace, qu'il faut renouveler chaque jour; elles donnent un froid humide. Les pêcheurs mettent dans la cale, entre des couches de glace, le poisson qu'ils pêchent. Les grands établissements possèdent des *chambres frigorifiques* (*fig.* 69) où les aliments peuvent être congelés; l'air y est amené à très basse température par un système de tuyaux à circulation d'eau salée très froide; le froid est obtenu par vaporisation d'un liquide très volatil. Des wagons et des navires frigorifiques amènent en Europe les viandes, le lait, le beurre, les fruits des pays lointains.

La *dessiccation* enlève l'eau nécessaire au développement des microbes: c'est ainsi que l'on conserve de la viande, certains poissons et surtout des fruits : pruneaux, raisins, figues, et aussi des légumes, etc.

Les *antiseptiques* faibles peuvent seuls être employés pour la conservation des aliments; on utilise le sel pour le beurre, la viande de porc et certains poissons; on y joint parfois l'action de la créosote de la fumée (harengs saurs, jambons). Le borax et le formol sont des antiseptiques dangereux pour l'usage alimentaire.

✿ *On conserve temporairement les aliments : par le* froid, *soit dans des glacières, soit dans des chambres frigorifiques, par la* dessiccation *ou par les* antiseptiques *faibles* (*sel*).

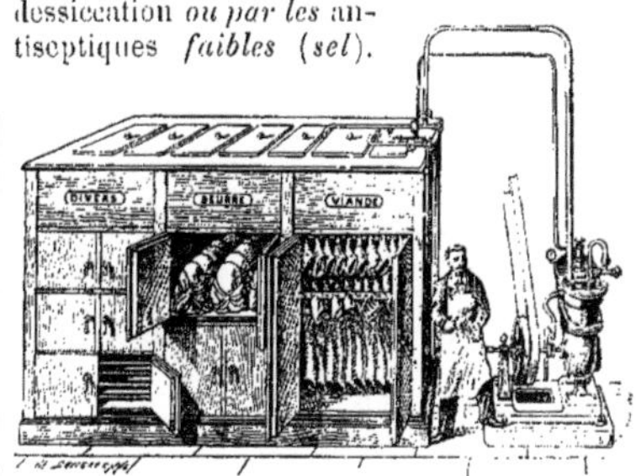

Fig. 69. — Appareil *frigorifique*.

VERS PARASITES

67. **Vers provenant de l'eau.** — Les vers intestinaux provenant des eaux d'alimentation appartiennent à la classe des Vers ronds ou Nématodes ; ils possèdent un tube digestif distinct. L'*Ascaride lombricoïde* (*fig.* 70) atteint 40 centimètres ; sa bouche est pourvue de trois papilles chitineuses ; l'*Oxyure vermiculaire* (*fig.* 71) n'a que quelques millimètres. Les deux premiers abondent chez les enfants, surtout à la campagne. Les œufs de ces vers sont rejetés avec les excréments ; leurs larves se développent dans l'eau et reviennent à l'homme, avec l'eau de boisson non filtrée ou par l'intermédiaire des salades, des fraises, des radis, arrosés avec des eaux impures, ou encore par les mains souillées de boue. C'est de cette manière que se propage chez les mineurs un autre Nématode, l'*Ankylostome du duodénum*, qui détermine une anémie profonde ; sa bouche, armée de huit crochets chitineux, perfore la muqueuse intestinale ; il est devenu très commun depuis qu'on arrose les galeries de mine pour y supprimer les poussières explosives.

Tous ces parasites, joints aux Ténias (**68**), présentent de graves inconvénients ; ils irritent l'intestin et facilitent l'entrée des microbes ; on leur attribue nombre de cas d'appendicite ; il est prudent d'en débarrasser l'intestin de temps à autre, à l'aide de certaines substances végétales dites *vermifuges*.

❀ *Les œufs de certains* vers intestinaux, *comme l'Ascaride, l'Oxyure, rejetés sur le sol avec les excréments, se propagent par les eaux d'alimentation non filtrées, par les salades ou par les mains souillées de boue.*

68. **Vers provenant des viandes.** — Les vers intestinaux provenant des viandes sont les *Ténias*, qui appartiennent à la classe des vers plats ou *Cestodes* et n'ont pas de tube digestif, et la *Trichine*, du groupe des Nématodes, et ayant un tube digestif distinct. Tous subissent des migrations et doivent passer successivement dans le tube digestif de deux animaux pour devenir adultes.

Le *Ténia armé* ou *ver solitaire* (*fig.* 73) habite l'intestin de l'homme ; il s'y tient fixé à la paroi par un premier anneau ou *scolex*, portant quatre ventouses et une double couronne de crochets. Il a la forme d'un long ruban et est divisé en de nombreux anneaux ; sa taille est ordinairement de 2 à 3 mètres. Ce ver produit constamment de nouveaux anneaux, immédiatement en arrière du scolex et il en perd de temps en temps à son extrémité postérieure ; ces derniers anneaux, larges d'environ 1 centimètre, sont remplis d'œufs, qui se transforment en embryons arrondis et armés de six crochets ; ils sont expulsés avec les

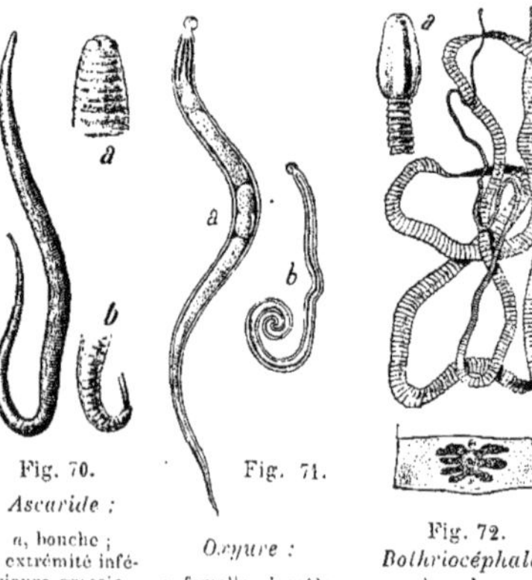

Fig. 70. *Ascaride* : *a*, bouche ; *b*, extrémité inférieure grossie.

Fig. 71. *Oxyure* : *a*, femelle ; *b*, mâle.

Fig. 72. *Bothriocéphale* : *a*, scolex ; *b*, anneau.

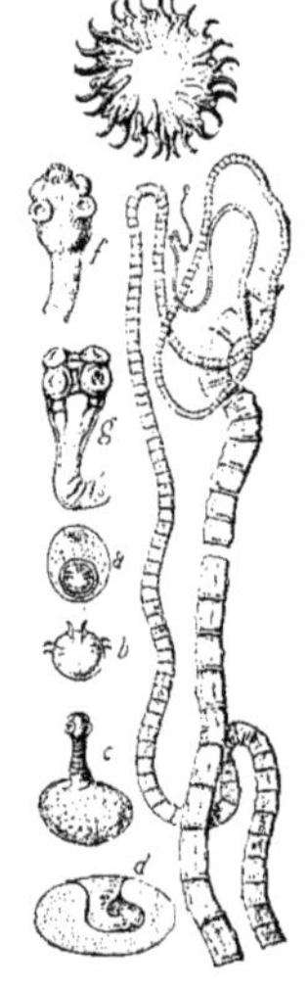

Fig. 73. *Ténia armé* : *a*, œuf ; *b*, embryon ; *c*, *d*, cysticerques ; *e*, crochets ; *f*, scolex ; *g*, tête d'une autre espèce.

excréments. Pour que leur avenir soit assuré, il faut qu'ils soient dévorés par un porc; les embryons perforent la muqueuse gastrique de cet animal et gagnent les vaisseaux sanguins d'où ils parviennent à l'intérieur des muscles, principalement sous la langue et dans les parois du thorax. Ils s'y transforment en un nouvel embryon ou *cysticerque* (*fig.* 73, *d*), de la grosseur d'un pois, et comprenant une vésicule et un scolex. Le porc ainsi parasité est dit *ladre*.

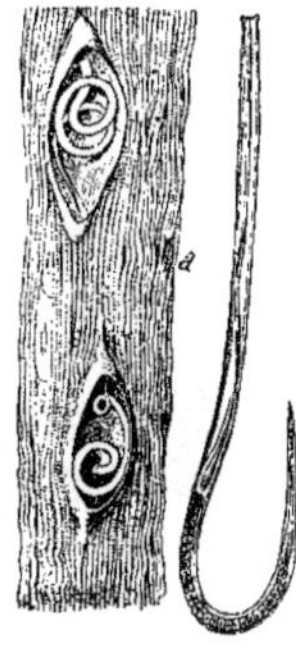

Fig. 74. — *Trichine* : *a*, enkystée dans un muscle.

Si le cysticerque parvient avec la viande insuffisamment cuite dans l'estomac de l'homme, sa vésicule se dissout, le scolex se fixe à la paroi intestinale et bourgeonne des anneaux. Il existe de nombreuses espèces de Ténias ; la forme représentée en *g* (*fig.* 73) est fréquente dans les pays chauds. Le *Ténia inerme* est beaucoup plus commun en France que le Ténia armé. Son scolex n'a pas de crochets. Son cysticerque vit dans les muscles du bœuf.

Le *Bothriocéphale large* (*fig.* 72) est une sorte de Ténia, long de 10 mètres; son scolex, sans crochets, a deux fossettes; ses embryons vivent dans le corps de divers poissons, surtout la truite et les saumons; il est commun en Suisse.

La *Trichine spirale* (*fig.* 74) est un tout petit ver existant chez le rat, chez les porcs qui ont mangé des rats contaminés et chez l'homme qui mange la chair des porcs trichinés. La Trichine adulte se trouve uniquement dans le tube digestif; elle s'y reproduit et ses larves traversent les parois intestinales, se rendent dans les muscles, aux dépens desquels elles se nourrissent; puis s'enroulent sur elles-mêmes, s'entourent d'une sorte de coque et restent immobiles jusqu'à ce que leur introduction dans l'estomac d'un nouvel hôte détruise la coque et permette la suite du développement. Par leur très grand nombre, les trichines provoquent de violentes douleurs; c'est la *trichinose ;* maladie qui peut entraîner la mort lorsque l'abondance des larves gêne le fonctionnement de muscles importants. La trichinose, assez fréquente en Allemagne, est très rare en France. On évite tous ces parasites en ne mangeant que des viandes suffisamment cuites.

❦ *Les viandes renferment souvent les embryons de vers parasites ; ceux-ci deviennent adultes chez l'homme qui mange* insuffisamment cuites *les viandes envahies ; les principaux vers parasites sont le* Ténia armé *et la* Trichine *que nous donne le porc, le* Ténia inerme *qui provient du bœuf.*

VII. — TABLEAU-RÉSUMÉ DES ALIMENTS MALSAINS.

NOMS DES ALIMENTS.	ALTÉRATIONS, FALSIFICATIONS, PARASITES.	PRÉCAUTIONS À PRENDRE.
VIANDES.	Animaux fatigués. Viandes putréfiées. Gibier faisandé, etc. Parasitées. Ténia armé et trichine (porc). Ténia inerme (bœuf). Bothriocéphale (poissons). Infectieuses : bacille de la tuberculose.	Cuisson complète.
LAIT.	Altéré par le bacille lactique, le microbe du lait bleu. Infectieux : bacille de la tuberculose. Écrémé, mouillé, renfermant des substances antiseptiques.	Stérilisation ou pasteurisation.
HUÎTRES, MOULES.	Séjour dans des parcs malpropres : bacille de la fièvre typhoïde.	Faire analyser dans les laboratoires d'État ou municipaux les aliments qu'on suppose adultérés.
PAIN.	Falsification, impuretés ou altération des farines.	
CHAMPIGNONS.	Espèces vénéneuses.	Connaître les caractères botaniques ou s'abstenir.
LÉGUMES CRUS, FRAISES.	Parasites provenant des eaux d'arrosage, du fumier, etc. : fièvre typhoïde et vers parasites : ascaride, oxyure.	Laver avec soin à l'eau bouillie ou filtrée.

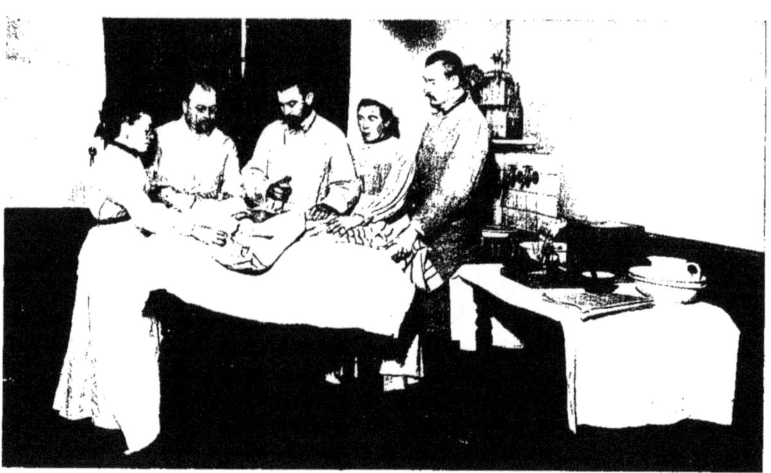

Fig. 75. — *Inoculation* du sérum antidiphtérique à l'hôpital des Enfants-Malades.

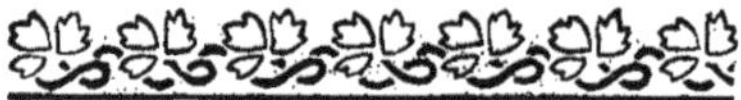

VII. LES MALADIES CONTAGIEUSES

69. **Caractères des maladies microbiennes.** — La plupart des maladies contagieuses sont dues aux microbes pathogènes ; quelques-unes cependant ont pour cause des animaux inférieurs du groupe des Protozoaires (**82**).

Les maladies microbiennes sont *infectieuses*, c'est-à-dire que les microbes qui les occasionnent se multiplient dans l'organisme et y causent des troubles graves, souvent mortels. Tantôt les germes pathogènes restent localisés dans la région par laquelle ils ont abordé l'organisme et qu'ils altèrent, mais souvent ils infectent l'organisme entier par les *toxines* qu'ils sécrètent ; tantôt, au contraire, ils envahissent tout notre corps. La *virulence* d'un microbe se mesure au pouvoir nuisible de ses toxines.

Les maladies microbiennes sont *contagieuses*, c'est-à-dire transmissibles d'un individu malade à un individu sain, soit directement par contact, soit indirectement par les personnes qui ont soigné le malade, ou même longtemps après, par la persistance des germes dans l'eau, l'air, le sol. Les maladies microbiennes sont aussi *inoculables*, c'est-à-dire que des germes introduits dans le sang par une piqûre, une morsure infectent l'individu sain. On peut admettre que les germes pathogènes pénètrent toujours dans notre organisme par inoculation, qu'il s'agisse d'une écorchure de la peau ou d'une lésion infime des muqueuses.

Une infection est *endémique* quand elle est spéciale à une contrée ou y règne d'une façon continue ; *épidémique* quand elle atteint tout à coup un grand nombre d'individus d'une même région. Le choléra, endémique dans l'Inde, a donné lieu, en France, par transport et contagion, à de graves épidémies ; la première eut lieu en 1832.

Nous allons étudier maintenant le mode d'*attaque* des principaux agents infectieux, puis les procédés naturels de *défense* de l'organisme et ceux qui ont été imaginés par l'homme.

❀ *Les maladies microbiennes sont* infectieuses, *car le fonctionnement des organes est atteint par le microbe lui-même ou ses* toxines (virulence); *elles sont* contagieuses *directement ou indirectement, et* inoculables *par passage direct de l'agent infectieux dans le sang.*

70. Charbon. — Nous étudierons d'abord le *charbon* comme type des maladies microbiennes. Le charbon sévit surtout sur les moutons; l'animal atteint a la fièvre et meurt en quelques heures; son sang apparaît noir, poisseux et la rate est énorme. Commun autrefois en France, le charbon était endémique en Beauce et faisait périr chaque année un cinquième des moutons; il s'attaquait aussi aux chevaux et aux bovidés.

Des recherches entreprises dès 1846 montrèrent que la *pustule maligne*, qui peut apparaître chez l'homme à la suite d'une piqûre et provoquer la mort, n'est autre chose que le charbon, et qu'enfin cette maladie est inoculable de l'animal à l'animal et de l'homme à l'animal.

En 1850, Davaine découvrit au microscope, dans le sang charbonneux, de petits bâtonnets (*fig.* 76, A) qu'il nomma *bactéridies*, et il conclut de ses expériences que ces bâtonnets étaient la cause de la maladie. On continua cependant à attribuer la mort des animaux atteints à un venin dissous dans le sang.

En 1877, Pasteur et Joubert montrèrent de façon irréfutable le rôle du bacille charbonneux, à l'aide de cultures pures de ce microbe. Pour cela, une goutte de sang charbonneux est placée dans un ballon renfermant un bouillon nutritif stérilisé; ce ballon est fermé aussitôt et chauffé à 35° dans une étuve; les bacilles s'y multiplient très vite; mais au lieu de se présenter en bâtonnets isolés, comme dans le sang, ils se placent bout à bout en filaments divisés par des espaces clairs (*fig.* 76, B). Le lendemain, une goutte de cette première culture, placée dans un second ballon, qui a été traité de la même façon que le premier, donne une nouvelle culture, et ainsi de suite. Au bout d'un petit nombre d'opérations, on a une *culture pure*, c'est-à-dire ne contenant plus trace

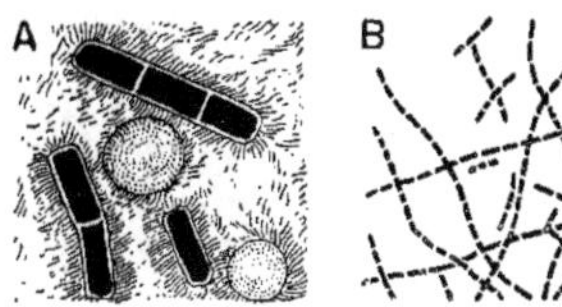

Fig. 76. — Bacille du *Charbon* : A, dans le sang; B, en culture.

de la goutte de sang initiale, et cependant l'inoculation à un mouton d'une faible portion de la culture pure lui communique sûrement le charbon, tandis que l'inoculation du même bouillon, après filtration, est toujours inoffensive, les bacilles étant retenus par le filtre.

❀ *Le charbon est dû à un* bacille *qui vit dans le sang du mouton, de l'homme, etc. Les inoculations à l'aide de* cultures pures *du bacille charbonneux ont démontré ce fait. Le charbon débute chez l'homme par une* pustule maligne.

71. Propagation du charbon. — Dans les milieux de culture appauvris, ou hors de l'organisme, le bacille charbonneux donne des spores très résistantes aux agents de destruction.

Sur la luzerne destinée à des moutons, Pasteur répandit une culture de bacilles charbonneux; un petit nombre de moutons prirent la maladie; mais en ajoutant au fourrage ainsi traité des plantes à piquants, déterminant de petites écorchures de la muqueuse digestive, un grand nombre de moutons étaient atteints. On avait remarqué que le séjour des bêtes dans certains pâturages, dits *champs maudits*, semblait favoriser l'éclosion de la maladie. Pasteur démontra que les champs maudits étaient ceux dans lesquels on avait enfoui les cadavres de moutons charbonneux, que les spores des microbes sont ramenées à la surface du sol par les vers de terre et que les moutons ayant la muqueuse buccale écorchée

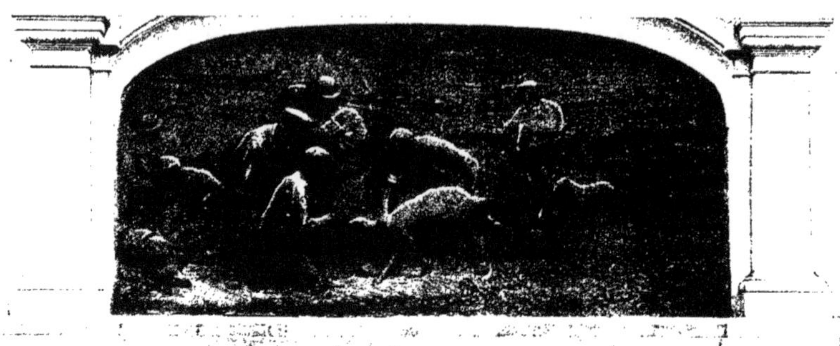

Phot. Barcouda.

Fig. 77. — La *Vaccination anticharbonneuse* ; bas-relief du monument Pasteur à Chartres. (Les opérateurs sont Chamberland et le Dr Roux, élèves de Pasteur.)

par le contact de plantes à piquants se contaminent en broutant les herbes souillées de la terre chargée de spores.

Cette terrible maladie se propage aussi chez l'homme par la respiration de l'air chargé de spores provenant de l'agitation des peaux ou de la laine d'animaux malades, par contact de la peau excoriée avec ces substances, ou par la piqûre des mouches ayant sucé le sang d'un cadavre charbonneux. Il se produit alors au point d'inoculation un abcès ou *pustule maligne ;* la mort survient ordinairement au bout de trois à quatre jours.

❁ *Le mouton s'inocule le charbon par le contact de sa muqueuse buccale excoriée avec les spores que les vers ramènent à la surface du sol et qui proviennent des cadavres charbonneux enterrés.*

72. **Vaccination anticharbonneuse**. — Pasteur a indiqué le moyen de prévenir le développement du charbon. Il avait remarqué que la maladie ne *récidive* pas : un animal ayant résisté est devenu réfractaire. Il songea dès lors à *vacciner* les moutons contre le charbon, c'est-à-dire à leur inoculer une maladie faible pour les préserver de la fièvre charbonneuse. Il réussit à *atténuer* la virulence du bacille charbonneux en le chauffant en culture pure à 42°,5 pendant au moins huit jours; le microbe cesse alors de sécréter sa toxine et ne peut plus produire de spores: c'est le *vaccin anticharbonneux*. On inocule au mouton, d'abord une culture de huit jours, représentant un vaccin faible; puis, quelques jours après, on lui inocule une culture qui n'a été chauffée que pendant trois jours, par exemple, et par suite beaucoup plus active. L'immunité dure un an environ. Depuis 1882, la vaccination anticharbonneuse des moutons est très répandue en France et le charbon a presque complètement disparu.

❁ *La virulence du bacille charbonneux est atténuée par le chauffage en culture pure à 42°,5 pendant huit jours ; cette culture constitue le vaccin anticharbonneux.*

73. **Diphtérie**. — Le bacille de la diphtérie (*fig.* 78) se transmet par l'air; il reste localisé dans la gorge et détermine l'*angine couenneuse*, ou dans le larynx, et produit alors le *croup*. Il cause la formation de fausses membranes qui peuvent obstruer les voies respiratoires et amener l'as-

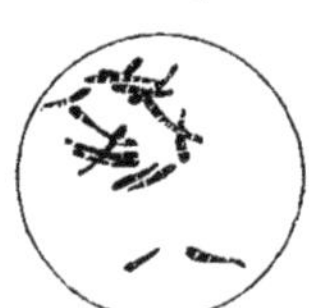

Fig. 78. — Bacille de la *diphtérie*.

phyxie, si la toux ne les rejette pas ; mais il agit surtout par sa toxine qui détermine des paralysies musculaires. Ce bacille existe dans la salive et dans les débris de fausses membranes rejetés en toussant ; il est très résistant.

La diphtérie est surtout fréquente chez les enfants ; elle exige un isolement long et rigoureux pour éviter la contagion. On la guérit maintenant par l'injection d'un *sérum antidiphtérique* (**85**).

❀ *Le bacille de la* diphtérie *siège dans la gorge* (angine couenneuse) *ou dans le larynx* (croup) ; *il produit des fausses membranes asphyxiantes, mais agit surtout par sa* toxine.

74. Tuberculose. — La *tuberculose* fait périr, en France seulement, 140 000 personnes chaque année. Le bacille de la tuberculose (*fig.* 79), découvert par Koch, est très résistant aux agents de destruction ; il existe par milliards dans les crachats des tuberculeux, dans les gouttelettes de salive qu'ils projettent en toussant. Ces bacilles flottent ensuite dans l'air après dessiccation de la matière qui les contenait ; mais ils abordent aussi notre organisme par la voie digestive avec la viande ou le lait tuberculeux. Le microbe peut attaquer tous les organes, méninges, os, estomac, intestins, etc., mais il pénètre surtout dans les poumons et y détermine autour des bronchioles de petites tumeurs ou tubercules qui se détruisent bientôt, sont expectorées et laissent des cavernes ; c'est la *phtisie pulmonaire ;* le malade perd ses forces et s'amaigrit rapidement.

La tuberculose prise à temps est parfaitement curable par la vie continue au grand air (*fig.* 80), le repos et la suralimentation. On la décèle à son début chez les Bovidés par une injection de *tuberculine*, liquide obtenu en filtrant une culture stérilisée du bacille tuberculeux et renfermant sa toxine ; si l'animal est tuberculeux, il se produit de la fièvre. On ne peut appliquer à l'homme les injections de tuberculine, car elles accentuent les lésions ; on met ce liquide en contact avec la peau ; il y détermine une rougeur chez les tuberculeux.

La *prophylaxie* de la tuberculose, c'est-à-dire l'ensemble des mesures qu'il convient de prendre pour en éviter la propagation, consiste dans la surveillance par le service sanitaire des viandes et du lait tuberculeux et dans leur stérilisation par le consommateur ; dans la suppression de l'habitude dégoûtante de cracher à terre, surtout dans les endroits clos. Dans la rue, on doit cracher dans le ruisseau et non sur la chaussée. Dans certains pays, cracher à terre dans un lieu public est un délit sévèrement puni.

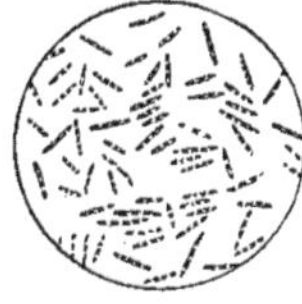

Fig. 79. — Bacille de la *tuberculose*.

❀ *Le bacille de la* tuberculose *existe dans les crachats des tuberculeux, dans le lait et la viande ; il s'attaque surtout aux poumons et cause la* phtisie pulmonaire. *On décèle la maladie à son début par la* tuberculine.

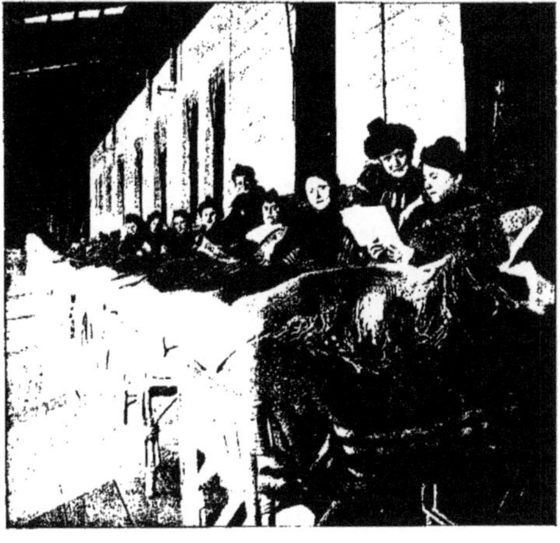

Fig. 80. — *Galerie de cure* des femmes dans un sanatorium.

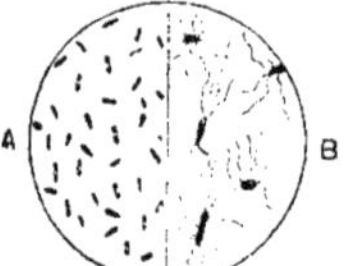

Fig. 81.
A. Bacilles *typhiques*, plus grossis en B.

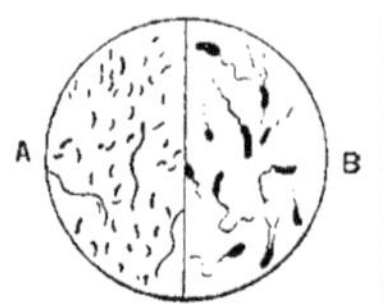

Fig. 82.
A. Vibrions du *choléra*, plus grossis en B.

75. Fièvre typhoïde ; Choléra. — Ces deux maladies se transmettent presque toujours par les déjections humaines.

La *fièvre typhoïde*, affection fort grave, commune en France, est due au *bacille typhique* ou *bacille d'Eberth* (*fig.* 81) qui se développe dans l'intestin ; il existe en nombre immense dans les excréments des personnes atteintes ; il pénètre dans le tube digestif soit par le contact des mains ayant touché le linge taché par les déjections d'un malade, soit avec les eaux souillées par le lavage de ce linge, par les infiltrations des fosses d'aisances ou des fumiers qui ont reçu ces déjections. Les huîtres, les légumes crus, les fraises souillés par des eaux impures peuvent transmettre la maladie. La durée de l'*incubation*, c'est-à-dire le temps qui s'écoule entre la pénétration du germe dans l'organisme et les premiers symptômes de l'affection, est d'environ quinze jours. Il existe un *sérum antityphique* donnant des résultats appréciables.

La *cholérine* ou dysenterie de nos pays est due à la multiplication du coli-bacille (*fig.* 29) du gros intestin et a les mêmes modes de propagation que le bacille typhique.

Il en est de même du *choléra asiatique*, fréquent dans l'Inde, maladie due au *vibrion du choléra* ou *bacille virgule* (*fig.* 82), qui vit dans l'intestin et sécrète des toxines très actives, de même que le bacille typhique. Hambourg et Altona sont deux villes voisines, alimentées toutes deux par l'eau de l'Elbe ; or, pendant l'épidémie de 1892, Hambourg fut décimée par la maladie, tandis qu'Altona demeurait indemne ; c'est qu'Altona filtrait son eau, Hambourg ne la filtrait pas.

❁ *Le bacille* typhique *et le vibrion du* choléra *sécrètent dans l'intestin de l'homme des* toxines *redoutables et se transmettent par l'eau d'alimentation ou le contact des mains, souillées par les* déjections *des malades.*

76. Rage. — La *rage* est certainement une maladie microbienne ; son agent n'est pas encore déterminé sûrement ; elle est endémique chez le chien, mais elle atteint l'homme, le loup, les mammifères domestiques. L'animal est tantôt abattu, tantôt furieux et cherchant à mordre ; il boit toujours avidement, mais parfois une contraction de la gorge l'empêche d'avaler ; la mort survient par paralysie. Toutes les parties de l'animal atteint sont virulentes, surtout les centres nerveux. La maladie se propage par les morsures ou même par simple contact avec la peau excoriée ; la période d'*incubation* est de vingt-cinq à soixante jours chez l'homme ; les morsures à la tête déterminent la maladie plus rapidement que les morsures aux jambes ou aux mains. Cette maladie est devenue rare en France, grâce à la capture et à la destruction régulières des chiens errants.

En 1885, Pasteur a découvert la vaccination antirabique. La moelle épinière des chiens morts de la rage (*rage des rues*) offre une virulence variable. Pasteur a montré que celle du lapin inoculé de la rage offre une virulence maximum et constante. Par dessiccation lente dans l'air stérilisé, à la température de 23°, pendant au moins quatorze jours, il atténua la virulence de cette moelle et s'en servit pour vacciner *après* la morsure, en mettant à profit la longue période d'incubation de la rage. Le plus tôt possible après la morsure on inocule un fragment de moelle desséchée de quatorze jours, broyée avec de l'eau salée et glycérinée ; puis le lendemain une moelle de treize jours, et ainsi de suite, jusqu'à la moelle très virulente, desséchée pendant un seul jour.

❁ *La* rage *sévit sur le chien, l'homme, atteignant principalement les centres nerveux. Par la* dessiccation, *Pasteur atténua la virulence des moelles rabiques et créa la* vaccination antirabique.

77. Peste. Rôle des insectes dans la contagion. — La peste, redoutable fléau, endémique dans l'Inde, a fait de fréquentes apparitions en Europe dès l'antiquité; elle sévit surtout sur le rat et sur l'homme. La durée de l'incubation chez l'homme est de un à trois jours; le bacille (*fig.* 83) pullule dans les tumeurs, ou *bubons*, des ganglions lymphatiques de l'aine, de l'aisselle; la mort survient avant la fin du septième jour. Depuis 1894, on combat la peste avec succès par les inoculations du sérum antipesteux découvert par le Dr Yersin.

L'inoculation de la peste se fait par les puces. Lorsqu'un rat est mort pesteux, les puces quittent son cadavre et sautent sur l'homme, auquel leur piqûre transmet le bacille. Pour cette raison, la *dératisation*, ou destruction des rats, à l'aide du gaz sulfureux lancé dans les cales, est obligatoire à bord des navires provenant des ports contaminés de peste.

Le rôle des *insectes* dans la contagion est considérable : les mouches prennent, sur les crachats des tuberculeux, sur les déjections des typhiques, etc., des bacilles ou des spores qu'elles déposent ensuite sur nos aliments ou sur les petites lésions de la peau; les punaises, les puces peuvent inoculer divers agents infectieux. Les moustiques, notamment, sont les agents de transmission de la *fièvre jaune* et du *paludisme* (**82**).

✿ *La* peste *sévit sur le rat et l'homme; son redoutable bacille est transmis à l'homme par la piqûre des* puces *provenant du cadavre des rats pesteux. Les* insectes *ont un rôle considérable dans la propagation des maladies contagieuses.*

78. Tétanos; morve. — Le bacille du *tétanos* (*fig.* 13) doit son aspect particulier à la spore qui le termine; il existe dans le sol et s'inocule par les écorchures souillées de terre ou de crottin de cheval; il se multiplie rapidement au point d'inoculation et envoie dans le sang sa toxine, qui amène une contraction permanente et douloureuse des muscles, nommée *tétanos*, et cause la mort.

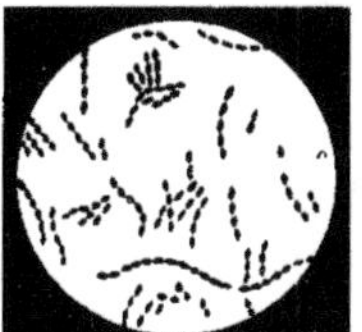

Fig. 83. Bacille de la *peste*.

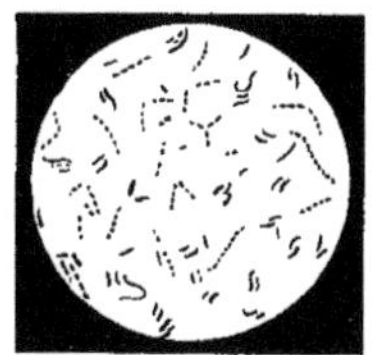

Fig. 84. Bacille de la *morve*.

Il est prudent de laver à l'aide de solutions antiseptiques les plaies mâchées et souillées de terre, et même d'employer préventivement les inoculations de *sérum antitétanique*.

La *morve* (*fig.* 84) atteint l'âne, le cheval et l'homme; elle est très contagieuse, à évolution lente, mais toujours mortelle. On la décèle à ses débuts chez les animaux par des injections de *malléine*, qui est à la morve ce que la tuberculine (**74**) est à la tuberculose, et qui agit de façon analogue.

✿ *Le bacille du* tétanos *s'inocule par les plaies souillées de terre. La* morve *est une affection mortelle, assez fréquente chez les équidés et transmissible à l'homme.*

79. Fièvres éruptives : rougeole, scarlatine. — Les fièvres éruptives sont la rougeole, la scarlatine et la variole, attribuées à des microcoques. Une éruption cutanée, avec fièvre, les caractérise; elles ne récidivent pas d'ordinaire; elles sont très contagieuses, principalement par les fragments d'épiderme qui se détachent toujours à la fin de l'éruption et flottent dans l'air.

La *rougeole* est fréquente surtout chez les enfants; bénigne d'ordinaire, elle se complique parfois de broncho-pneumonie. Après une incubation de quatorze à quinze jours, les yeux du malade deviennent larmoyants, il tousse, éternue et a la fièvre; dès ce moment la maladie est contagieuse par les gouttelettes de salive projetées. Vers le cinquième jour, de petites taches saillantes rouges apparaissent sur tout le corps; à la fin de la maladie, la peau se détache en fines écailles.

La *scarlatine* est moins commune, mais souvent plus grave. Après une incubation de quatre à cinq jours, elle débute par des frissons, une fièvre intense et un violent mal de gorge; dès le lendemain la peau se couvre de larges taches d'un rouge vif, d'où se détachent plus tard de larges écailles.

Ces maladies nécessitent un isolement d'au moins vingt et un jours pour la rougeole, quarante jours pour la scarlatine, et la désinfection de l'appartement et des objets touchés par le malade; un bain savonneux, avant la première sortie, est absolument nécessaire pour enlever les derniers débris d'épiderme.

❀ *Les* fièvres éruptives *consistent en une éruption cutanée, avec fièvre; dans la* rougeole, *ce sont de petites taches rouges, dans la* scarlatine, *de larges plaques.*

80. Variole, variolisation. — La *variole* est une maladie très grave, souvent mortelle, qui, après une incubation de douze jours, débute par de la fièvre, des douleurs de reins, un violent mal de tête et des vomissements; vers le quatrième jour, apparaissent, sur la face surtout, des boutons rouges qui se remplissent de pus, puis se dessèchent en formant une croûte. Bientôt celle-ci tombe, mais en laissant une cicatrice indélébile. On a remarqué qu'à la lumière rouge la cicatrisation des boutons se fait beaucoup mieux. La variole est extrêmement contagieuse par le linge et les vêtements. Un isolement de quarante-cinq jours et une désinfection complète de l'appartement sont de rigueur.

La variole récidive rarement; aussi, dès le xe siècle, en Orient, on se préservait de cette maladie, en temps d'épidémie, par la *variolisation*, c'est-à-dire en s'inoculant avec une lancette du pus provenant d'une variole légère; l'expérience avait montré que la variole *inoculée* est beaucoup moins grave que la variole *spontanée*. La variolisation, introduite en Europe en 1721, a rendu des services, mais elle n'offrait pas une sécurité absolue : la variole inoculée était parfois mortelle et elle créait autour de l'individu variolisé de nouveaux foyers de maladie.

❀ *La variole est la plus grave des fièvres éruptives. On s'en préservait jadis par la* variolisation *ou inoculation préventive de pus provenant d'une variole légère.*

81. Vaccination antivarioleuse. — En 1798, le médecin anglais Jenner fit connaître la vaccination qui constitue un moyen *certain* d'éviter la variole. Les vaches sont souvent atteintes d'une maladie, le *cow-pox*, consistant en pustules sur le pis; les bergers, par contact, s'inoculent le cow-pox sur les mains; ils restent alors indemnes au cours des épidémies de variole : c'est ce que remarqua Jenner, et il inocula à l'homme une maladie bénigne, le cow-pox, pour le préserver de la variole. On admet aujourd'hui que le microbe du cow-pox n'est autre que le microbe de la variole, dont la virulence s'est *atténuée* par son passage chez la vache.

La vaccination *jennérienne* consistait à prélever du vaccin sur les pustules d'un enfant, préalablement inoculé au virus de cow-pox, pour vacciner d'autres personnes; mais ce procédé permettait la transmission de maladies d'une personne à l'autre et il était insuffisant en temps d'épidémie, en raison du manque de sujets vaccinifères. Aujourd'hui on utilise la vaccination *animale*. Sur la peau rasée et nettoyée de génisses saines on fait des incisions superficielles, sur lesquelles on dépose du pus d'un cow-pox. (*fig.* 85). Six jours après, l'éruption vaccinale est intense; on utilise le pus formé ou vaccin (*fig.* 86) soit de suite, soit après un séjour en tube fermé dans la glycérine.

L'immunité conférée par le vaccin persiste environ pendant dix années; la revaccination est prudente tous les six à sept ans et à chaque épidémie. En France, la loi du 15 avril 1902 ordonne la vaccination chez les nouveau-nés et deux revaccinations, l'une vers dix ans, pendant la période scolaire, l'autre vers la vingtième année; cette troisième vaccination n'est, en réalité, contrôlée que chez les jeunes soldats. Les bons effets des revaccinations régulières sont montrés par nombre de faits; en voici un qui est frap-

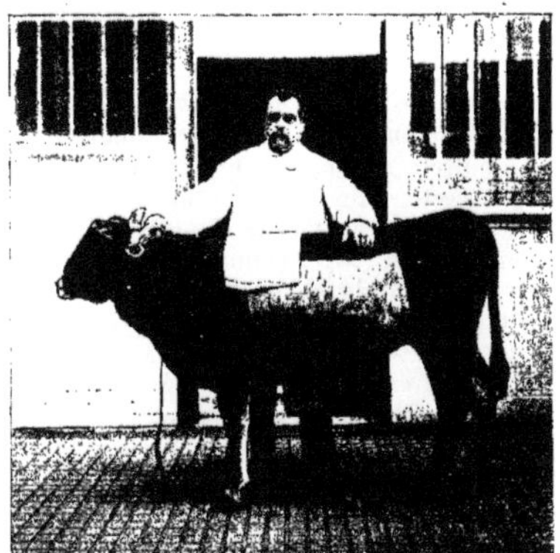

Fig. 85. — *Génisse* avec les *pustules* à maturité.

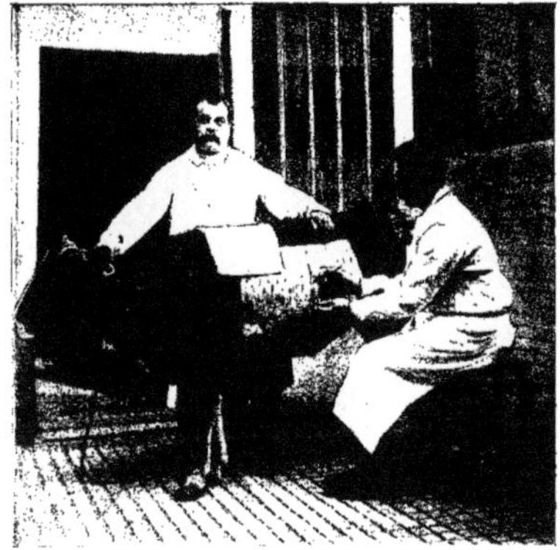

Fig. 86. — Vaccination directe : *récolte du vaccin*.

(Photographies communiquées par l'Institut de vaccine animale Chambon-St Yves Ménard.)

pant. En 1870-1871, la variole fit périr 23 469 soldats français ; l'armée allemande, où la vaccination était obligatoire, ne perdit que 314 soldats, sur un effectif de plus d'un million. En Allemagne, la mortalité par la variole a complètement disparu par la pratique régulière des revaccinations ; en France, il n'en est pas encore ainsi, malheureusement, par suite de l'inertie coupable d'une partie de la population et de l'application incomplète de la loi sur la vaccination.

❀ *L'inoculation à l'homme du pus de* cow-pox *ou* vaccin *le préserve de la variole pour dix ans environ. La vaccination* jennérienne *a fait place à la vaccination* animale *plus commode. La variole est* évitable *par la pratique régulière et générale des vaccinations.*

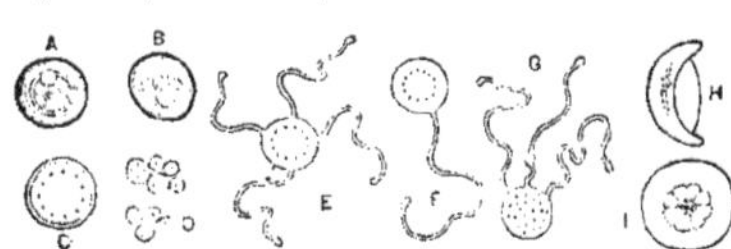

Fig. 87. — Microbe du *paludisme* :
Diverses phases : A, B, C, D, corps sphériques :
E, F, G, flagella ; H, corps en croissant ; I, corps en rosace.

MALADIES CONTAGIEUSES NON BACTÉRIENNES

82. Paludisme. — Le *paludisme*, nommé aussi *fièvre des marais* ou fièvre *intermittente*, est rare aujourd'hui en France. Le malade est

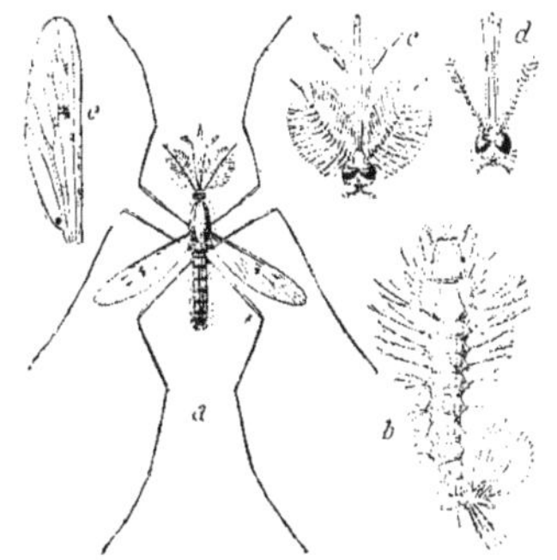

Fig. 88. — *Anophèle*, insecte diptère qui transmet le microbe du *paludisme* :
a, insecte mâle parfait, grossi ; *b*, larve ; *c*, tête du mâle ; *d*, tête de la femelle ; *e*, aile.

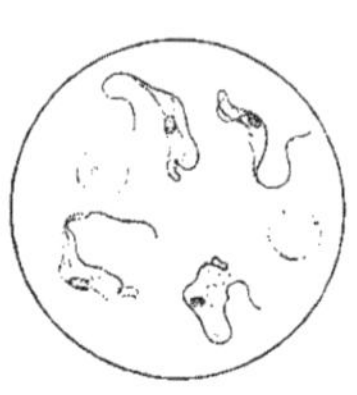

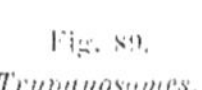

Fig. 89.
Trypanosomes.

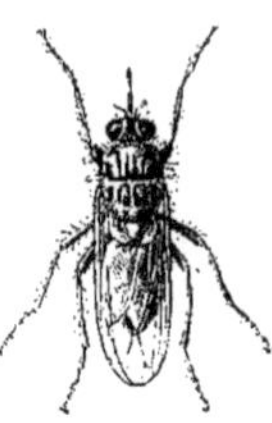

Fig. 90.
Mouche *tsé-tsé.*

atteint d'accès de fièvre qui se reproduisent périodiquement et l'anémient. Cette maladie a pour agent, non un bacille, mais un Protozoaire qui vit dans les globules rouges, les détruit et se multiplie rapidement dans le sang; il y passe par de nombreuses phases (*fig.* 87) au cours de son développement. Cette maladie, endémique dans les pays marécageux, ne se transmet pas par le mauvais air (*malaria*), comme on le croyait jadis, mais par les piqûres de moustiques du genre *Anophèle* (*fig.* 88). Avec le sang des malades, ces insectes aspirent le parasite; ce dernier subit une métamorphose dans l'estomac, puis parvient dans les glandes salivaires des moustiques, et les lancettes buccales l'inoculent.

La lutte contre le paludisme comporte la disparition des eaux stagnantes, nécessaires à la vie des larves de Moustiques, la préservation contre les piqûres de ces insectes par l'emploi de moustiquaires, de fines toiles métalliques aux portes et aux fenêtres, etc.; enfin l'usage préventif de sulfate de quinine.

La *maladie du sommeil*, fréquente en Afrique équatoriale, est due aussi à un Protozoaire, du groupe des *Trypanosomes* (*fig.* 89), inoculé par une mouche du genre *Glossine;* le parasite abonde dans le plasma sanguin. Il en est de même de diverses maladies des bestiaux, en Afrique, et notamment de la *nagana,* due à la piqûre de la mouche tsé-tsé (*fig.* 90).

✿ *Le* paludisme, *endémique dans les régions marécageuses, est dû à un* Protozoaire *qui vit dans les globules rouges du sang; il y est introduit par les piqûres de moustiques.*

LUTTE CONTRE LES MICROBES

83. **Immunité, réceptivité.** — Les microbes sont la condition *nécessaire*, mais non *suffisante*, des maladies infectieuses; une condition autrement importante est celle du *terrain*, c'est-à-dire de la résistance et des propriétés de l'organisme qu'ils abordent. Le mouton, le bœuf, etc., l'homme, sont *réceptifs* au charbon; le chien, la poule y sont *réfractaires*, c'est-à-dire jouissent d'une *immunité naturelle* vis-à-vis de cette maladie. Il existe des degrés dans la réceptivité. Le mouton inoculé meurt toujours en quelques heures et sans inflammation au point d'inoculation. Chez l'homme, il se produit en ce point une *pustule maligne,* ulcération noirâtre, entourée d'un cercle rouge avec forte enflure; la guérison est assez fréquente; la mort, en tout cas, ne survient qu'en quelques jours. La poule présente un gros abcès, mais n'est pas malade.

Toutes les causes d'affaiblissement : fatigue, excès, mauvaise alimentation, froid, défaut d'air pur, malpropreté, intoxication par l'alcool, augmentent la réceptivité de l'organisme aux maladies infectieuses ou peuvent même parfois la créer. Pasteur a rendu des poules réceptives au charbon en les maintenant les pattes dans l'eau froide ou par un jeûne prolongé, après l'inoculation.

On ne doit pas avoir une peur irréfléchie et lâche des microbes pathogènes. Il existe contre leurs atteintes de nombreux moyens de défense; l'organisme lutte contre leur invasion et augmente sa résistance par une hygiène régulière et bien comprise, par la vaccination, etc.; de plus, l'homme vient en aide aux causes naturelles de destruction des germes par l'isolement des contagieux (**86**) et la désinfection (**87**). Nous allons passer en revue ces différents procédés de défense.

✿ *Le* microbe *est une condition de l'infection; le* terrain, *c'est-à-dire les propriétés de l'organisme abordé, en est une autre. L'organisme peut jouir d'une* immunité *naturelle vis-à-vis d'une infection ou y être* réceptif; *toute cause d'*affaiblissement *augmente ou même peut créer la réceptivité.*

84. Défense de l'organisme : phagocytes, antitoxines. — Nous vivons au milieu des microbes; ils pénètrent en nous avec l'air, les aliments; beaucoup, à vrai dire, ont subi l'action de la lumière, de la sécheresse et sont peu virulents; nos sécrétions, salive, mucus nasal, suc gastrique, leur sont peu favorables; enfin les épithéliums forment une barrière ordinairement efficace à leur pénétration dans l'intérieur de nos tissus. Quant à ceux qui entrent par des lésions de la peau ou des muqueuses, ils se heurtent aux défenses internes : *phagocytose*, *antitoxines*, *excrétion.*

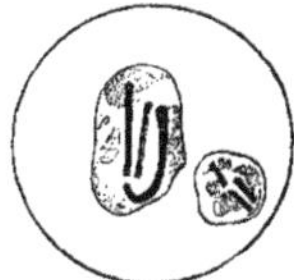

Fig. 91. *Phagocytes* digérant des microbes.

Metchnikof a démontré que certaines cellules, nommées *phagocytes*, ont la propriété d'englober et de digérer les microbes; les unes sont *mobiles :* ce sont les globules blancs du sang et de la lymphe; d'autres *fixes :* ce sont les cellules de l'endothélium des vaisseaux sanguins et des alvéoles pulmonaires. Si les toxines sécrétées par le microbe envahisseur repoussent les phagocytes mobiles, le microbe se développe librement et infecte l'organisme; si, au contraire, les toxines attirent les phagocytes, ils traversent la paroi des capillaires voisins du point d'inoculation, déterminent une rougeur et souvent un abcès, et ils détruisent les microbes : l'organisme est alors réfractaire. Mais qu'une cause quelconque, froid, fatigue, etc., diminue l'activité fonctionnelle des phagocytes, les microbes se multiplient en toute liberté, et l'infection se développe rapidement.

De plus, l'organisme attaqué sécrète des substances albuminoïdes, les *antitoxines*, qu'on trouve dans le plasma et qui combattent l'action des toxines infectieuses; enfin le foie a un rôle dans la destruction des toxines comme dans celle de tous les poisons introduits dans le sang. Ajoutons que l'excrétion urinaire contribue aussi à l'élimination des toxines.

❀ *Les microbes pénètrent dans nos tissus par les* lésions *de la peau ou des muqueuses; les* phagocytes mobiles, *attirés par leurs toxines, détruisent les microbes, ou, repoussés par elles, laissent le champ libre à l'infection; des* antitoxines, *sécrétées par l'organisme, combattent l'action des toxines infectieuses.*

85. Immunité acquise : vaccination, sérothérapie. — On sait qu'un homme ayant eu la variole reste pendant plusieurs années à l'abri d'une invasion de ce mal ; il a *acquis* au péril de sa vie une immunité temporaire. Communiquer à l'homme une semblable immunité, et sans lui faire courir aucun danger, est un idéal aujourd'hui réalisé pour certaines maladies infectieuses, et par deux procédés : la vaccination et la sérothérapie. La première *vaccination* est due à Jenner (**81**). Pasteur est parvenu à généraliser scientifiquement le procédé purement empirique de Jenner; il a démontré le principe de l'*atténuation des virus* et créé plusieurs vaccins, notamment ceux du charbon (**72**) et de la rage (**76**).

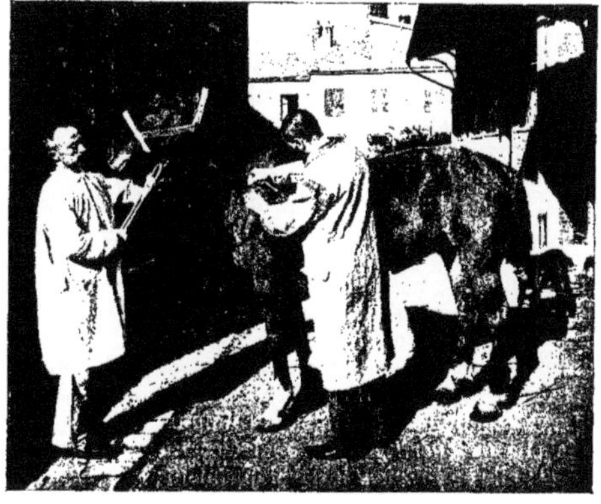

Fig. 92. — Inoculation d'une culture *diphtérique* au cheval.

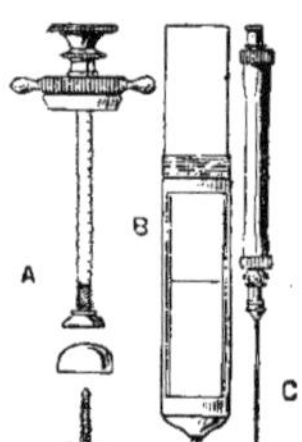

Fig. 93. — Seringue pour *injection* :
A, piston ; B, corps de pompe ; C, embout.

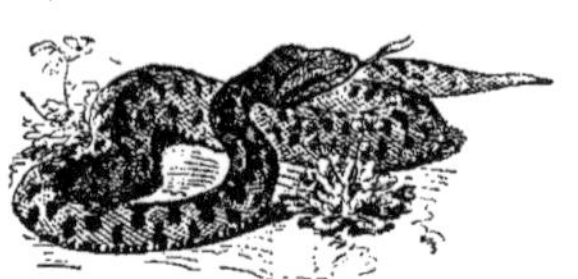

Fig. 94. — *Vipère aspic.*

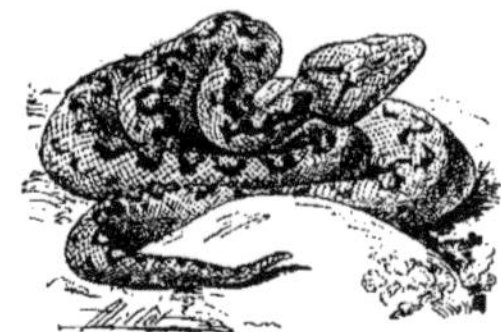

Fig. 95. — *Vipère péliade.*

La vaccination habitue l'organisme aux poisons microbiens et augmente le pouvoir défensif des phagocytes ; elle confère l'immunité par l'injection de microbes atténués. La *sérothérapie* utilise, pour le même objet, l'injection d'antitoxines contenues dans le sérum sanguin d'animaux immunisés ; son principe a été découvert par Behring ; elle a été rendue pratique par Roux.

Pour obtenir le *sérum antidiphtérique*, on injecte à un cheval (*fig.* 92) une dose faible d'une culture filtrée du bacille diphtérique et ne renfermant, par conséquent, que les toxines. Chaque jour on injecte à l'animal une dose croissante de poison ; son organisme réagit et sécrète des antitoxines ; au bout de trois mois, son sang est assez riche en antitoxines pour être employé. De temps à autre on entretient le cheval par de nouvelles inoculations de toxines, car les antitoxines sont, comme les toxines d'ailleurs, lentement éliminées par l'excrétion. On saigne ce cheval assez fréquemment ; le sang se coagule et le sérum injecté, à l'aide d'une seringue spéciale (*fig.* 93), à un enfant atteint du croup (*fig.* 75), le guérit souvent. On emploie aujourd'hui plusieurs sérums (*antitétanique*, *antipesteux*, etc.). On a même étendu la méthode, et il existe un sérum *antivenimeux* contre la morsure des serpents (*fig.* 94 et 95).

La vaccination confère une large immunité, mais elle *ne guérit pas* les maladies infectieuses ; elle en *prévient* le développement ; la sérothérapie, au contraire, *prévient* et *guérit*, mais ne confère qu'une immunité plus courte.

❁ *Une immunité* temporaire *peut être acquise par une première infection, ou encore par* vaccination *ou* sérothérapie. *La vaccination est l'inoculation de microbes à virulence* atténuée ; *la* sérothérapie *est l'injection de doses graduelles de toxines à un animal, qui réagit par la formation d'*antitoxines ; *son* sérum *sanguin* prévient *et* guérit *l'infection dans un autre organisme.*

86. Isolement des malades. — Nous venons de voir comment l'organisme se défend contre les microbes qui l'ont envahi. On le protège contre les germes extérieurs par l'isolement des malades qui évite la contagion *directe*, et par la désinfection qui s'oppose à la contagion *indirecte*.

L'*isolement* des contagieux doit durer du début de la maladie à la fin de la convalescence ; il porte sur le malade, sur les personnes qui le soignent, sur les objets qu'il touche ou qui l'environnent. On doit enlever de suite les meubles non indispensables ou les recouvrir de housses, supprimer les tapis, les rideaux et les objets pendus aux murs.

Les personnes qui soignent le malade doivent seules entrer dans sa chambre ; elles revêtent une longue blouse qu'elles quittent avant de sortir de la pièce ; et elles se lavent les mains au savon noir, puis avec une solution antiseptique. Il faut détruire les germes dès qu'ils sont rejetés par le malade (**88**).

❁ *L'*isolement *des contagieux évite la transmission* directe ; *il porte sur tout ce qui approche le malade*, personnes *et* objets, *et s'accompagne de la destruction des germes à mesure qu'ils sont rejetés.*

87. Agents désinfectants. — Beaucoup des germes pathogènes entraînés dans l'air sont détruits par des agents naturels, surtout la *sécheresse* et la *lumière*. La bacille du choléra meurt en trois heures dans l'air sec; mais celui de la tuberculose résiste plusieurs mois, et certaines spores, plusieurs années. La lumière solaire tue le bacille typhique en deux heures, celui de la diphtérie en une heure.

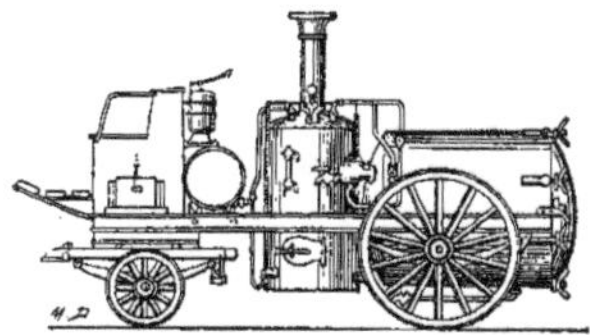
Fig. 96. — *Étuve mobile* à désinfection.

On vient en aide aux causes naturelles de destruction des germes par la *stérilisation* à l'aide d'agents physiques, comme la chaleur, ou de composés chimiques nommés *antiseptiques*. On stérilise par filtration (**31**), mais la *chaleur* permet seule une stérilisation certaine : on brûle les objets contaminés, s'ils ont peu de valeur, comme paillasses, jouets, etc., on flambe les instruments de chirurgie avant de s'en servir. On fait bouillir l'eau, on pasteurise le lait.

La *désinfection* est une stérilisation appliquée aux germes pathogènes rejetés par les malades. On peut utiliser des étuves sèches, mais on emploie surtout la vapeur d'eau sous pression, soumettant les corps à stériliser à une température de 110° à 115°, comme dans les étuves à désinfection en usage dans toutes les villes; elles sont fixes ou mobiles (*fig.* 96 et 151); elles comprennent un générateur à vapeur et un grand cylindre qui reçoit la literie, le linge, les vêtements. On ne peut dépasser la température de 115°, au-dessus de laquelle s'altèrent certaines substances employées dans l'ameublement, et notamment le cuir. Les étuves mobiles sont d'une très grande utilité; la plupart des services sanitaires départementaux en possèdent une, qui se transporte rapidement en tous les points de la région où des cas de maladies contagieuses sont signalés.

Les *antiseptiques* sont nombreux et plus ou moins énergiques : acide phénique ou phénol au 1/100, solution savonneuse de crésylol, sublimé corrosif ou bichlorure de mercure au 1/1000, aldéhyde formique ou formol en solution ou gazeux, eau oxygénée, solution de soude, de potasse, eau de Javel étendue, chlorure de chaux, sulfate de cuivre, etc. On emploie tel ou tel d'entre eux suivant les cas.

❀ *La sécheresse et la lumière solaire tuent beaucoup de germes ; on complète leur action par la stérilisation à l'aide de la* chaleur *ou par l'emploi des substances* antiseptiques.

88. Pratique de la désinfection. — Le *linge* des malades doit être plongé dans une solution de sublimé corrosif au millième, en attendant la lessive. Le tuberculeux doit *cracher* dans un crachoir portatif (*fig.* 98) en faïence ou en verre épais, à obturateur, et renfermant une solution antiseptique; on jette le contenu au feu chaque jour et on stéri-

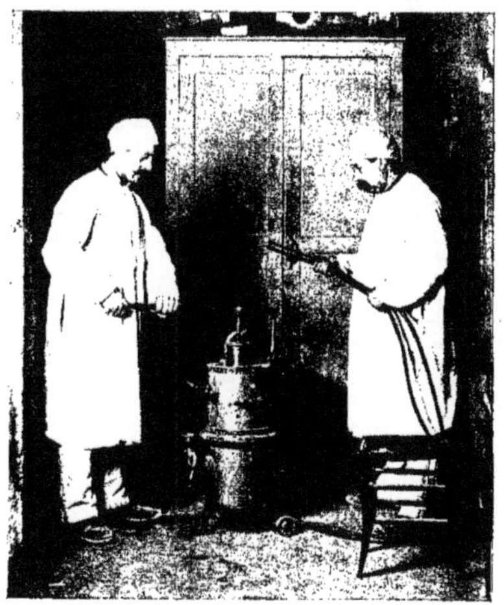
Fig. 97. — *Désinfection* à domicile.

lise à l'eau bouillante. Le vase qui recueille les *déjections* des malades doit contenir de l'eau de Javel étendue, du crésylol ou une solution de sulfate de cuivre. La désinfection des *planchers* se fait par des lavages de potasse ou de soude, celle des *murs* est impossible quand ils sont recouverts de papier peint; elle se fait par un lavage antiseptique quand ils sont peints et vernissés et, à la campagne, par un badigeonnage au lait de chaux. On désinfecte nombre d'*objets* par des pulvérisations au formol, et l'ensemble de l'*appartement* par le formol gazeux. Les services de désinfection emploient un autoclave portatif dans lequel on chauffe une solution de formol commercial : la vapeur est lancée dans les pièces voisines (*fig.* 97).

Fig. 100. — Lampe *formogène*.

La *lampe formogène* est remplie d'alcool méthylique et ses mèches sont coiffées d'un dé en fil de platine qu'on fait rougir en allumant la lampe. On éteint ensuite ; le fil reste incandescent et transforme les vapeurs alcooliques en formol (*fig.* 100). On peut chauffer aussi des pastilles de trioxyméthylène, corps blanc, voisin du formol. Après avoir allumé, on ferme les portes et les plus petits orifices, pendant 10 heures, et on aère ensuite pendant 24 heures. On trouve dans le commerce des préparations (*fig.* 99) fournissant commodément du formol.

❁ *Les vases recueillant les* déjections *des malades doivent renfermer des solutions antiseptiques. On désinfecte les* planchers *et les* murs *par des lavages, l'air de* l'appartement *et ses parois par les vapeurs de* formol.

Fig. 98. *Crachoir* de poche.

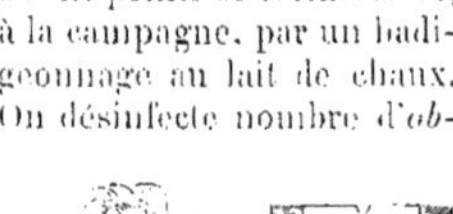

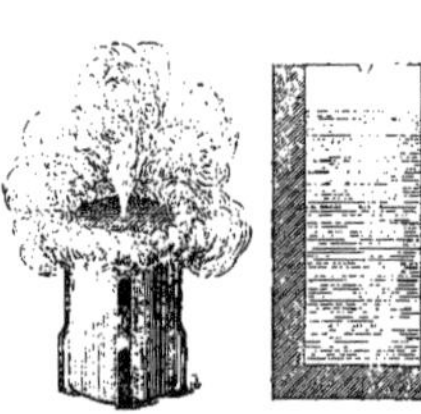

Fig. 99. — *Fumigator* en action et coupe.

VIII. — TABLEAU-RÉSUMÉ DES MALADIES CONTAGIEUSES.

		Les deux éléments de l'infection sont :	
		LES MICROBES.	LE TERRAIN.
MALADIES INFECTIEUSES.	AGENTS principaux de CONTAGION.	DÉFENSE CONTRE LA CONTAGION, c'est-à-dire contre les microbes extérieurs.	DÉFENSE CONTRE L'INFECTION, c'est-à-dire contre les microbes ayant envahi l'organisme.
FIÈVRE TYPHOÏDE.	Eau ; mains souillées.	*Atténuation naturelle* des germes par la lumière, la sécheresse.	*Barrière épithéliale.* Sécrétions d'*antitoxines ; excrétions.*
CHOLÉRA			
TUBERCULOSE	Air, lait, viande.		*Phagocytose* { parfaite : immunité naturelle. imparfaite ou nulle : réceptivité.
DIPHTÉRIE	Air.	*Stérilisation* de l'eau par la chaleur ou la filtration.	
FIÈVRES ÉRUPTIVES	Air.		*Hygiène* régulière pour augmenter le pouvoir défensif des phagocytes : les excès, la fatigue, etc., augmentent et créent la réceptivité.
TÉTANOS	Plaies souillées de terre.	*Stérilisation* du lait par la chaleur ; de la viande par une cuisson complète.	
CHARBON	Piqûre.	Lutte contre les *poussières.*	Immunité acquise { par une première infection.
RAGE	Morsure ; salive.	*Désinfection* des objets, des plaies, etc.	par *vaccination* ou inoculation de microbes atténués : { par passage dans un autre animal : variole ; par la chaleur : charbon ; par dessiccation : rage.
PESTE	Puces des rats morts de la peste.	*Isolement* des malades.	
PALUDISME	Moustiques. (*Anophèles.*)	*Vaccination* préventive. *Barrière cutanée.*	par *sérothérapie* ou inoculation d'un sérum animal chargé d'antitoxines.

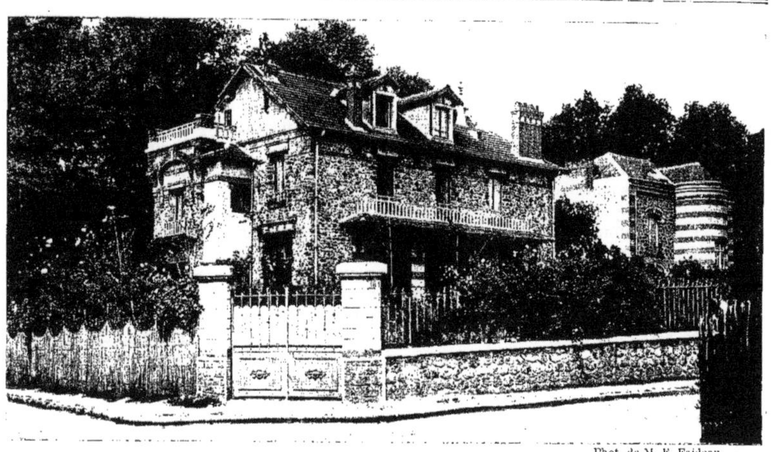

Phot. de M. F. Faideau.

Fig. 101. — Habitation hygiénique située au voisinage d'un bois.

VIII. L'HABITATION

89. **La maison salubre.** — L'habitation constitue un *milieu artificiel* dans lequel nous passons la plus grande partie de notre vie; elle nous protège contre les intempéries, mais la lumière y est mesurée, l'air peu renouvelé, chargé de poussières, vicié par la respiration des habitants, par le fonctionnement des appareils de chauffage et d'éclairage ; les résidus de la vie la souillent plus ou moins ainsi que le sol qui l'environne, enfin les germes malfaisants y sont à l'abri des causes naturelles de destruction.

Une bonne hygiène de l'habitation diminue les inconvénients de la vie en espace clos et permet de réaliser la maison salubre. Nous en indiquerons les règles essentielles ; elles ont trait à la *construction* de la demeure, à son *aération*, son *chauffage*, son *éclairage* et aussi à la prompte évacuation des *matières usées*.

❀ *L'habitation supprime les intempéries, mais l'air y est vicié et les germes abondent. L'hygiène étudie la* construction *de la maison salubre, son* aération, *son chauffage, son éclairage et l'évacuation des* matières usées.

CONSTRUCTION DE LA MAISON

90. **Emplacement, orientation.** — La maison doit être *sèche*, *ensoleillée*, et *aérée* (*fig.* 101). On évitera donc le voisinage immédiat des eaux. Le sol sera perméable, formé de grès ou de calcaire et en pente douce pour favoriser l'écoulement des eaux. Le niveau supérieur de la première nappe d'infiltration doit être au moins à 5 mètres de la surface du sol.

La maison doit être entourée d'un espace libre, sans arbres trop rapprochés, de manière à laisser circuler l'air et passer largement les rayons solaires. « Où la lumière n'entre pas, le médecin entre » est un aphorisme très exact. Le mieux est donc, lorsqu'on le peut, d'avoir des ouvertures sur les quatre façades; si deux façades seulement peuvent être éclairées, ce qui constitue un minimum, il est avantageux, sauf dans les départements du Midi, d'ouvrir de larges et nombreuses ouvertures au sud et, au contraire, de les réduire sur la façade nord. Une maison par famille est l'idéal de l'hygiéniste.

Dans les hautes maisons des grandes villes, il faut choisir de préférence les étages supérieurs, moins humides, mieux éclairés et dont l'air est moins chargé des poussières et des microbes de la rue.

✿ *La maison salubre est* sèche, ensoleillée *et* aérée; *elle est construite sur un sol* perméable, *hors du voisinage immédiat des eaux et présente de nombreuses ouvertures.*

91. **Matériaux de construction, murs, planchers.** — Les matériaux servant à construire la demeure doivent être mauvais conducteurs de la *chaleur*, de façon à la soustraire, dans les limites du possible, aux écarts de température extérieure; la pierre meulière, les calcaires, les briques, surtout les briques perforées (*fig.* 102), à cause de l'air qu'elles emprisonnent, remplissent ce but, si on donne aux murs une épaisseur suffisante.

Les matériaux employés ne doivent pas absorber l'*humidité*, car alors ils retiennent non seulement celle de l'air, mais celle du sol, qui monte par capillarité dans les murs. La meulière, les calcaires durs et la brique bien cuite sont excellents à ce point de vue. Une cave est nécessaire pour isoler le rez-de-chaussée du sol et prévenir l'humidité. Il est bon également de placer dans le bas du mur une couche de briques perforées en argile vitrifiée qui empêchera l'humidité de monter par capillarité. Les murs humides sont extrêmement malsains. Il est dangereux d'essuyer les plâtres, c'est-à-dire d'habiter une maison avant la dessiccation parfaite des murs et de leur revêtement.

Enfin les matériaux de construction doivent être *incombustibles* et mauvais conducteurs du *son*. Le bois entre de moins en moins dans la construction, sauf pour les planchers.

Les papiers peints, dont on revêt intérieurement les murs, sont antihygiéniques: ils retiennent les poussières et ne permettent ni nettoyage, ni désinfection. Les murs badigeonnés à la chaux plusieurs fois par an, ou mieux revêtus de toiles peintes vernissées, ou encore les murs stuqués, peints à l'huile, et, par suite, lavables, sont bien préférables. Moulures, corniches et encoignures sont des nids à microbes.

Entre le plancher d'une pièce et le plafond de l'étage sous-jacent, existe un espace vide ou *entrevous* (*fig.* 103); il se remplit de poussières et de germes qui passent entre les lames des parquets et devient un foyer d'infection, qu'on évite en comblant l'entrevous avec des briques de liège, de la laine de scorie, etc., et en rendant les parquets imperméables par la paraffine ou l'huile de lin bouillante.

✿ *Les murs doivent être épais et construits en matériaux conduisant mal la* chaleur *et n'absorbant pas l'*humidité *de l'air et du sol. Le revêtement des murs doit être lavable et les planchers imperméables.*

92. **Mobilier, nettoyage.** — Un mobilier encombrant diminue le volume d'air utilisable de l'appartement et le rend impur, par suite de l'obstacle qu'il apporte au nettoyage. Le mobilier hygiénique est en métal ou encore en bois uni, peint ou laqué, sur lequel chaque jour on passe le linge humide; il ne comporte ni rideaux opaques, ni tentures, ni tapis cloués.

La lutte contre les poussières est encore plus nécessaire dans l'appartement qu'au dehors (**21**). Suivant leur nature, les parquets doivent être souvent lavés à grande eau, ou passés à

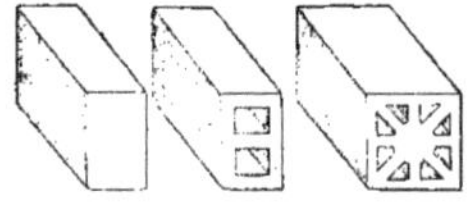

Fig. 102. — *Briques* diverses pleine et creuses.

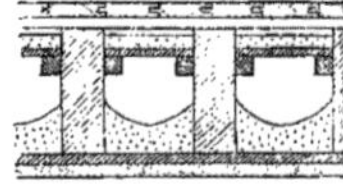

Fig. 103. — Coupe d'un *plancher*.

la sciure de bois légèrement humide, ou cirés à l'encaustique. On ne doit jamais épousseter, ce qui ne fait que déplacer les poussières, mais il faut essuyer au linge humide. En attendant la suppression des tapis en étoffe et des tentures, leur nettoyage, assez répandu aujourd'hui, à l'aide d'appareils (*fig.* 104) qui aspirent les poussières entre les mailles des tissus et les rassemblent, pour qu'on puisse les brûler, est une solution avantageuse.

❀ *Le mobilier doit être peu encombrant, d'un nettoyage facile, sans tentures, ni tapis cloués. Il faut* essuyer *et non épousseter.*

AÉRATION, CHAUFFAGE, ÉCLAIRAGE

93. **Aération, ventilation.** — En espace clos, l'air se vicie rapidement par la respiration des personnes (**16**) et le fonctionnement des appareils de chauffage (**94**) et d'éclairage (**96**). On y remédie à l'aide de deux procédés qui doivent être employés simultanément : donner aux locaux des *dimensions* suffisantes ; y assurer un renouvellement d'air continu par la *ventilation*. Le volume d'air considéré comme nécessaire à chaque *habitant* varie avec la durée du séjour fait dans la pièce ; on admet :

	Mètres cubes
Pour les hôpitaux.	60 à 70
Pour les casernes.	40 à 50
Pour une chambre à coucher.	35 à 40
Pour les écoles	20 à 30

La commission des logements insalubres interdit l'habitation dans les pièces ne mesurant pas 15 mètres cubes par habitant.

La ventilation *naturelle* se fait en ouvrant les fenêtres le plus souvent possible ; elle est surtout efficace quand les ouvertures sont opposées. En hiver, on ouvre à plusieurs reprises et quelques minutes chaque fois, pendant les moments où le local n'est pas occupé. La ventilation a lieu d'une façon continue par les joints des portes et des fenêtres, par les cheminées, même sans feu, en raison de la différence de température entre l'air intérieur et l'air extérieur. On emploie aussi des orifices spéciaux établis dans les parois des murs, des vitres perforées ou des vitres doubles (*fig.* 105), etc. L'air vicié, plus chaud, monte vers le plafond et s'échappe par les orifices les plus élevés ; de l'air pur, froid et lourd, vient le remplacer. La ventilation *artificielle* se fait dans les salles de réunion, à l'aide d'appareils, les *ventilateurs*, qui aspirent l'air vicié et lancent de l'air pur. Un bon système

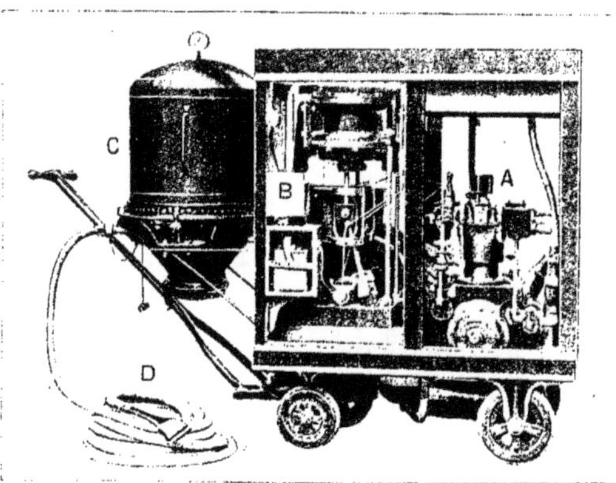

Fig. 104. — Nettoyage *par le vide* :
A, moteur à pétrole ; B, pompe pneumatique ;
C, récipient où se condense la poussière ; D, aspirateur et son tuyau flexible.

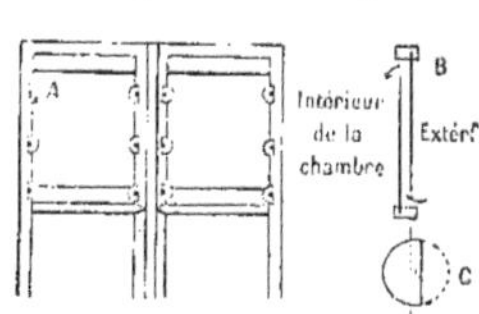

Fig. 105.
Fenêtre à *double vitre* :
A, vue de face ; B, coupe ; C, plan.

de ventilation ne doit pas déterminer de courant d'air sensible, ni d'abaissement trop brusque de la température du local.

Une coutume fort saine est de laisser toujours très légèrement ouverte la fenêtre de la chambre à coucher, en ayant soin de bien se couvrir: la respiration d'un air pur toutes les nuits, c'est-à-dire pendant un tiers de la vie, a les effets les plus heureux sur la santé.

❁ *Toute pièce d'habitation doit avoir des* dimensions *suffisantes, être* aérée *souvent et bien* ventilée. *La ventilation* naturelle *se* fait *par les joints des portes, par les cheminées, par des orifices spéciaux.*

94. Chauffage. — L'habitation protégeant insuffisamment contre le froid, pendant l'hiver, il est nécessaire de recourir au chauffage artificiel. On chauffe les appartements à l'aide d'appareils dans lesquels a lieu une combustion ; si celle-ci est complète, il se forme du gaz carbonique; si, au contraire, elle est incomplète, c'est-à-dire si l'air arrive en quantité insuffisante par rapport à la masse du combustible, il se produit en plus de l'*oxyde de carbone*. C'est un gaz inodore, rien n'avertit donc de sa présence; il forme avec les globules rouges du sang un composé rouge vif très stable, de sorte que tout globule rouge combiné avec lui est perdu, car il ne peut plus subir l'hématose. A la faible dose de 0,02 pour 100 il détermine des migraines, et, à la longue, une anémie profonde; à 0,3 pour 100 il cause la mort par asphyxie.

Un appareil de chauffage bien établi doit entraîner au dehors tous ses produits gazeux; c'est pourquoi il faut absolument proscrire les braseros, chaufferettes, et aussi les poêles à pétrole et les poêles à gaz. Un bon appareil ne doit pas trop dessécher l'air; on doit pouvoir régler son fonctionnement, de manière à maintenir une température constante de 12 à 14 degrés pour le travail actif et de 16 à 18 degrés pour le travail sédentaire.

❁ *On se chauffe à l'aide de combustions dégageant du* gaz carbonique *et parfois même de* l'oxyde de carbone, *quand le tirage est insuffisant; ce dernier gaz est très* toxique.

95. Principaux appareils de chauffage. — Les appareils de chauffage les plus répandus sont les cheminées, les poêles et les calorifères.

La combustion du bois ou du coke dans une *cheminée* bien construite est le mode de chauffage le plus agréable et aussi le plus hygiénique, car le tirage détermine une ventilation parfaite; mais c'est le plus coûteux : le foyer ne rayonne dans la pièce que 6 à 12 pour 100 de la chaleur dégagée. On améliore ce rendement en augmentant le rayonnement (cheminée à la prussienne) ou en établissant des bouches de chaleur qui prennent l'air dans l'appartement et le rendent chaud (*fig.* 106).

Les *poêles* utilisent bien la chaleur (70 à 90 pour 100), et par suite sont économiques; mais ils ne déterminent qu'une faible ventilation. Les poêles métalliques à combustion vive s'échauffent rapidement et alors dessèchent l'air, calcinent les poussières avec production de gaz nuisibles; ils se refroidissent très vite. Les poêles en faïence sont plus hygiéniques, mais moins économiques. Les poêles à *combustion lente* (*fig.* 107) exigent une surveillance constante, sous peine d'accidents mortels. L'air arrivant sur le charbon en quan-

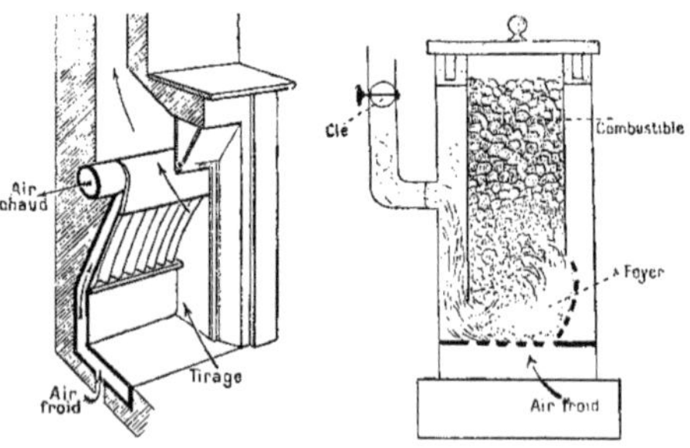

Fig. 106. *Cheminée* Fondet-Cordier.

Fig. 107. Poêle à *combustion lente.*

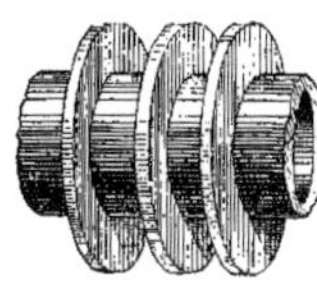
Fig. 108. — *Radiateur.*

tité insuffisante, il se forme presque exclusivement de l'oxyde de carbone; si le tirage est faible, si le vent refoule, ce gaz pénètre dans la pièce. Il peut même, quand les cheminées communiquent par des fissures, aller empoisonner l'air des appartements voisins; lorsqu'on fait circuler ces poêles d'une pièce dans une autre, le gaz se dégage en route et le tirage ne s'établit pas immédiatement dans la nouvelle cheminée avec laquelle on le met en communication.

Le meilleur mode de chauffage est un *calorifère* installé dans une cave et envoyant de la vapeur d'eau par des conduites munies de *radiateurs* (*fig.* 108) qui augmentent leur surface rayonnante. Les calorifères à air chaud sont coûteux et peu hygiéniques, ceux à eau chaude présentent divers inconvénients (danger d'explosion, etc.). L'emploi des calorifères exige une ventilation à l'aide d'orifices spéciaux.

Bornons-nous à signaler le chauffage *électrique*, très hygiénique, mais d'un prix fort élevé.

❀ *Le chauffage par combustion dans une cheminée est hygiénique mais coûteux; les* poêles *sont économiques; ceux à* combustion lente *sont dangereux; les* calorifères *à vapeur d'eau sont excellents.*

96. Éclairage artificiel. — L'éclairage artificiel des habitations ne doit pas altérer trop fortement la composition de l'air; il intéresse aussi l'hygiène de la vue (**112**). Les combustions qui produisent l'éclairage par les corps gras, le pétrole, le gaz, etc., échauffent l'air et donnent naissance à de l'acide carbonique et de la vapeur d'eau, dont le dégagement présente peu d'inconvénients dans une salle bien ventilée.

Les *corps gras*, bougie et huiles végétales, produisent une lumière trop faible. On utilise pour l'éclairage deux liquides extraits du pétrole: l'*essence minérale* et le *pétrole* proprement dit ou huile lampante. L'essence est très volatile et d'un maniement dangereux; on la brûle dans des lampes à éponge (*fig.* 111) qui doivent être garnies en plein jour et loin d'un foyer. Le pétrole, bien rectifié, donne une belle lumière (*fig.* 110), surtout par l'addition d'un manchon à incandescence (*fig.* 112).

Le *gaz d'éclairage* ou gaz de houille est formé surtout d'hydrogène et de méthane, avec 10 pour 100 d'oxyde de carbone qui se transforme entièrement en gaz carbonique par la combustion; le danger du gaz d'éclairage est dans les fuites et il est double: danger d'asphyxie, danger d'explosion; heureusement, son odeur prévient. Cependant, lorsque le gaz a traversé une certaine épaisseur de terrain, à la suite d'une fuite, il est inodore; le sol a retenu les carbures de poids moléculaire élevé, qui sont les plus odorants: les dangers d'explosion et d'asphyxie se trouvent accrus de ce fait, dans les sous-sols.

L'*acétylène* est plus éclairant et moins toxique que le gaz de houille; il explose aussi facilement par mélange avec l'air. Mais on ne peut l'utiliser qu'en le fabriquant soi-même, et le moindre oubli des précautions peut causer de terribles accidents. L'éclairage *électrique* par les lampes à incandescence (*fig.* 109) est l'idéal au point de vue de l'hygiène, en raison de l'absence de tout dégagement gazeux.

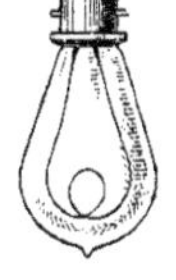
Fig. 109. Lampe à *incandescence électrique.*

❀ *L'éclairage ne doit pas vicier l'air; l'essence minérale doit être maniée en* plein air; *le principal danger du gaz de houille est dans les* fuites.

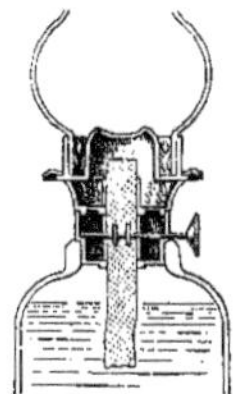
Fig. 110. Lampe à *pétrole* (coupe).

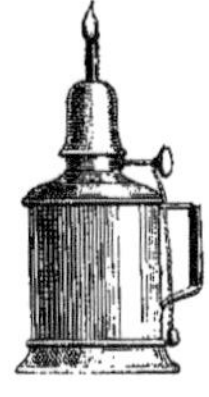
Fig. 111. Lampe Pigeon à *essence.*

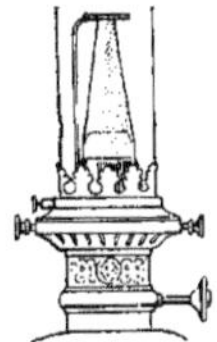
Fig. 112. Lampe à *bec Auer.*

ÉVACUATION DES MATIÈRES USÉES

97. **Diverses catégories de matières usées.** — Il est de toute nécessité d'éloigner promptement de l'habitation tous les déchets de la vie humaine; ils fermentent, se putréfient, dégagent des odeurs insalubres, vicient l'air et le sol. Ces déchets sont de trois sortes : 1° les *ordures ménagères*, comprenant : débris de cuisine, produit du balayage, cendre des foyers, etc. : 2° les *eaux ménagères*, c'est-à-dire les eaux sales provenant du lavage de la vaisselle, du linge ou du corps ; 3° enfin, les *excréments* solides et liquides.

Dans les villes bien administrées, l'évacuation rapide de tous ces résidus est confiée à des services publics ou assurée par divers procédés qui seront indiqués plus loin ; à la campagne, elle est plus difficile, car elle dépend surtout de l'initiative privée. Il est important de connaître les méthodes permettant de se débarrasser des matières usées sans nuire à soi-même et à ses voisins.

❀ *Il faut éloigner promptement de l'habitation les* matières usées, *c'est-à-dire les ordures ménagères, les eaux sales et les excrements.*

98. **Ordures ménagères.** — Les ordures ménagères doivent être recueillies chaque jour dans un récipient métallique clos et facile à nettoyer. En hiver, une partie d'entre elles peut être brûlée dans le fourneau de cuisine. A la campagne, il faut porter les ordures dans une partie éloignée du jardin, ou dans les champs. Dans les villes, les boîtes, descendues devant chaque maison, sont vidées dans des tombereaux qui devraient être fermés. Les ordures sont ensuite emportées hors de la ville et répandues dans les champs où elles constituent un engrais mal odorant et de peu de valeur, ou mieux elles sont conduites à des usines, comme il en existe plusieurs aux environs de Paris. Là, elles subissent un *triage* qui enlève les éléments inertes nuisibles (débris de verre, etc.), puis un *broyage* qui en transforme une partie en une sorte de terreau grossier utilisé comme engrais; l'*incinération* de la partie restante fournit une

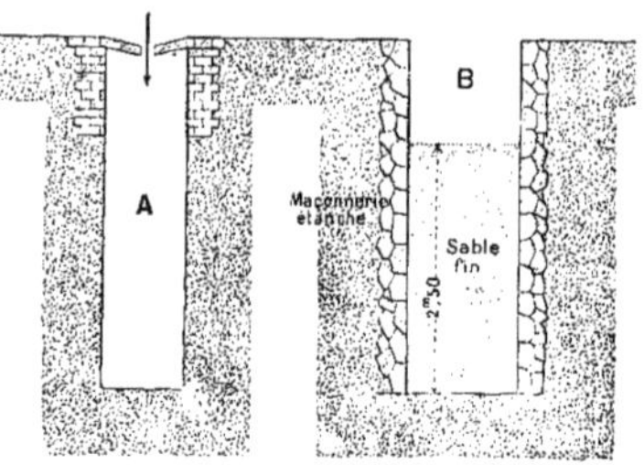

Fig. 113. — *Puisards :*
A, mauvais, en pierres sèches; B, bien construit, en maçonnerie étanche.

certaine quantité de chaleur utilisée pour produire de la force et de la lumière.

❀ *Les ordures ménagères, mises en récipients clos, sont* éloignées *des habitations, et utilisées directement comme* engrais *ou traitées dans des usines spéciales.*

99. **Eaux ménagères.** — Dans les grandes villes, les eaux sales sont conduites directement de l'évier à l'égout par une canalisation ; à la campagne, elles sont rejetées à la rue ou autour de l'habitation, fermentent, infectent l'air, le sol et la nappe d'eau souterraine. Leur évacuation salubre est fort difficile, en l'absence d'égout. La solution la moins mauvaise consiste à les conduire dans un puisard à maçonnerie étanche (*fig.* **113**), rempli d'une hauteur de 2^{m},50 de sable fin, retourné et renouvelé de temps à autre.

Pour éviter les mauvaises odeurs, la conduite de canalisation de l'évier (*fig.* **114**) doit être fermée par un siphon hydraulique, tuyau incurvé en S, dans lequel reste toujours une couche d'eau d'au

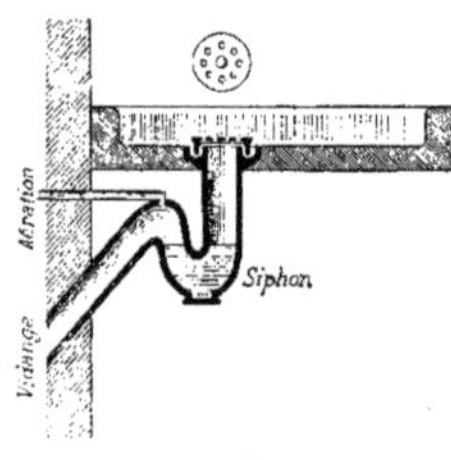

Fig. 114. — *Évier* (coupe).

moins 5 centimètres. La partie supérieure du siphon communique avec l'extérieur par un tuyau d'aération. Après avoir reçu des eaux sales, l'évier doit toujours être lavé à l'eau propre.

❀ *Les eaux ménagères vont à l'égout ou dans un puisard à parois étanches et à fond de sable; un siphon hydraulique est nécessaire pour fermer la canalisation de l'évier.*

100. Excréments. Fosses fixes. — Les excréments constituent les résidus les plus incommodants et les plus nuisibles. La question de leur éloignement ne se pose même pas pour beaucoup de paysans qui pratiquent le système simple, mais dangereux, du tout au fumier; les eaux de pluie entraînent les microbes jusque dans les puits et les rivières; ainsi se propage la fièvre typhoïde. Des solutions plus hygiéniques de la question sont réalisées par les cabinets d'aisances, en relation avec une fosse fixe, une fosse mobile ou les égouts de la ville.

Les *fosses fixes* doivent être à parois arrondies absolument étanches (*fig.* 115), à fond bétonné et sans contact avec les murs de l'habitation; la maçonnerie doit en être visitée et réparée après chaque vidange. Les gaz dangereux, acides carbonique, sulfhydrique et sulfhydrate d'ammoniaque, produits par la fermentation des matières, sont entraînés par un tuyau de ventilation. On désodorise la fosse en y jetant du lait de chaux, du chlorure de chaux ou du sulfate de fer. En raison des faibles dimensions des fosses qui empêchent d'y jeter beaucoup d'eau, on ne peut laver soigneusement la cuvette ni employer le siphon hydraulique (**99**) pour fermer le tuyau de chute; il faut se contenter d'un clapet.

La vidange se fait par aspiration ou à l'aide de seaux. Suivant les cas, les matières sont emportées dans des dépotoirs où on transforme leur partie liquide en sels ammoniacaux et leur partie solide en un engrais nommé poudrette; ou bien elles sont transportées dans les champs, loin des habitations. La vidange des fosses d'aisances peut provoquer des accidents graves (*plomb* des vidangeurs), en raison de la toxicité des gaz qui s'en dégagent lors de l'ouverture.

❀ *Les excréments sont évacués dans des* fosses fixes, *ou* mobiles, *ou directement à* l'égout. *La fosse fixe doit être* étanche; *elle ne peut recevoir beaucoup d'eau et se prête mal au* nettoyage *des cabinets.*

101. Fosses mobiles. — La fosse mobile ou *tinette* est un récipient en tôle galvanisée, placé dans un sous-sol et relié au tuyau de chute par un raccord vissé. La vidange s'en fait chaque semaine. Comme la fosse fixe, elle ne peut recevoir une grande quantité d'eau, ce qui empêche un lavage suffisant des tuyaux. La tinette *filtrante* supprime cet inconvénient; son enveloppe interne perforée

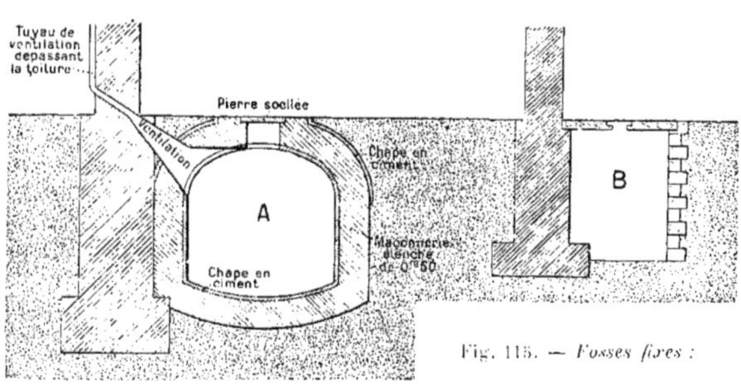

Fig. 115. — *Fosses fixes* : A, fosse étanche et indépendante des murs; B, fosse non étanche et établie contre le mur.

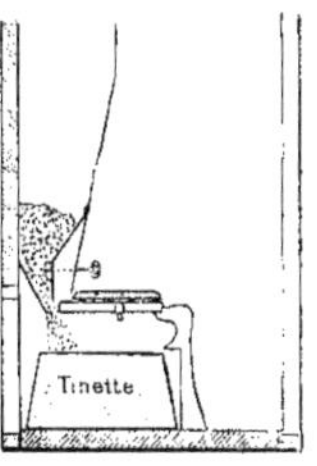

Fig. 116. *Garde-robe* à terre (coupe).

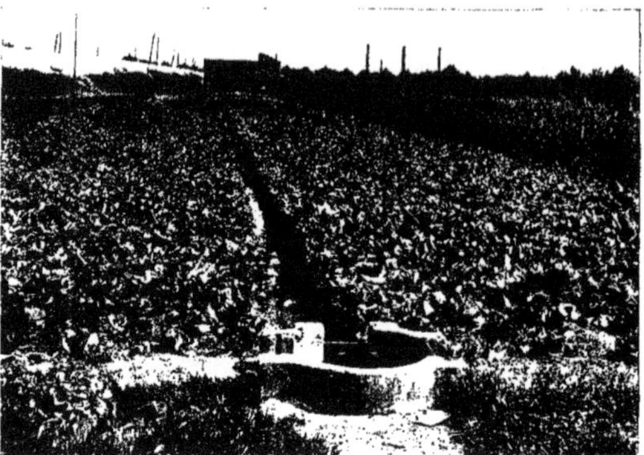

Phot. de M. F. Faideau.

Fig. 117. — Cultures irriguées, par l'*épandage des eaux d'égout*, à Gennevilliers (Seine).

retient les matières solides et laisse passer les matières liquides (système *diviseur*), qui vont à l'égout ou dans un puisard éloigné, ou encore directement dans le sol. La vidange est peu fréquente, mais le sol est souillé, ainsi que la nappe d'eau souterraine.

La *tinette à poudre absorbante* consiste en un récipient largement ouvert, placé directement sous le siège, sans l'intermédiaire d'un tuyau de chute (*fig.* 116). On y déverse chaque jour 2 à 3 kilos de terre sèche ou de cendre, ou mieux 200 grammes de tourbe pulvérisée, soit à la pelle, soit à l'aide d'une trémie et d'un déclanchement. C'est un des meilleurs systèmes qu'on puisse employer à la campagne; il supprime toute odeur et tout danger.

✿ *Les fosses mobiles ou* tinettes *sont des récipients métalliques clos, placés dans un sous-sol et souvent vidangés. La tinette à* poudre absorbante *est commode et hygiénique.*

102. Tout à l'égout — Le branchement direct des tuyaux d'éviers et de cabinets d'aisances sur les égouts publics constitue le mode d'évacuation le plus rapide et le plus hygiénique des matières usées. Il n'est applicable que dans les villes et exige une chasse d'eau considérable, aussi bien pour les égouts que pour tous les conduits des latrines. Un réservoir de 10 litres placé à 2 mètres au-dessus du siège, avec un robinet à flotteur et se remplissant automatiquement, lance son eau dans la cuvette sous l'action d'une tirette. La cuvette, en porcelaine ou en grès cérame, est munie d'un siphon hydraulique; elle est recouverte d'une couronne en bois verni pouvant s'abattre ou se relever à volonté. La propreté de toutes les parties du cabinet d'aisances doit être absolue.

✿ *La chute immédiate des excréments à l'égout, avec abondante chasse d'eau, est la solution la plus hygiénique. La* propreté *des cabinets d'aisances est essentielle.*

103. Épuration des eaux d'égout. — Il ne suffit pas de conduire à l'égout les matières usées, il faut s'en débarrasser sans nuire aux agglomérations voisines. L'évacuation des eaux d'égout dans la *mer*, usitée dans plusieurs villes du littoral, est insalubre, car les courants ramènent les ordures sur les bords; l'évacuation dans les *fleuves* est plus dangereuse encore. Il faut purifier l'eau d'égout par l'épandage ou par épuration biologique artificielle, c'est-à-dire minéraliser sa matière organique, avant de la rendre aux cours d'eau.

L'*épandage* est pratiqué à Paris, à Berlin, etc.; les eaux d'égout sont amenées sur des terrains meubles, à travers lesquels elles filtrent; elles sont recueillies par des drains, placés à 3 ou 4 mètres de profondeur, et, de là, vont à la rivière, en aval de la cité. Onze litres d'eau d'égout par mètre carré et par jour sont ainsi épurés sur les domaines de la Ville de Paris et perdent la plus grande partie de leurs microbes. (*Voir* le Tableau, p. 20.)

L'épandage n'est efficace que si l'on dispose d'une surface assez grande pour éviter la saturation du sol et la stagnation de l'eau. Les champs d'épandage sont consacrés aux cultures maraîchères (*fig.* 117) ou fruitières ; le cultivateur, en ouvrant une vanne (*fig.* 118), fait jaillir l'eau d'égout ; celle-ci coule dans des rigoles, sert d'engrais et d'eau d'arrosage. On n'y doit pas cultiver de légumes se mangeant crus et s'élevant peu au-dessus de terre.

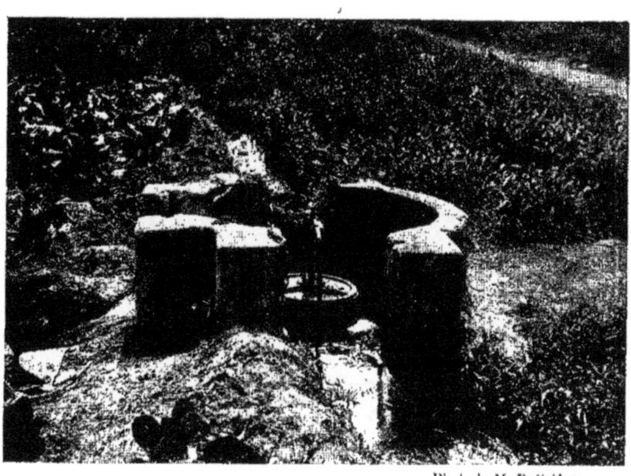

Phot. de M. F. Faideau.

Fig. 118. — Détail d'une *vanne* et d'une *rigole* d'épandage.

L'épuration biologique artificielle, pratiquée depuis quelques années, exige : 1° des *fosses à sable* retenant les particules grossières ; 2° des ***fosses septiques***, dans lesquelles les eaux séjournent 24 heures ; leurs matières organiques se dissolvent et se gazéifient sous l'action des ferments anaérobies (4) ; 3° enfin des ***lits bactériens*** constitués par 1 mètre d'épaisseur de scories, servant de support aux microbes aérobies qui oxydent les matières organiques et achèvent leur destruction.

✽ *Avant d'être évacuées dans les cours d'eau, les eaux d'égout doivent être rendues complètement inoffensives par* épandage *ou par* épuration biologique *artificielle.*

IX. — TABLEAU-RÉSUMÉ DE L'HABITATION.

DIVISION DU SUJET.	POINTS À ENVISAGER.	CONDITIONS HYGIÉNIQUES.
CONSTRUCTION DE L'HABITATION	*Sol*	Perméable, en pente douce.
	Orientation	Celle qui doit donner le plus de lumière.
	Matériaux	Mauvais conducteurs de la chaleur, du son ; n'absorbant pas l'humidité ; incombustibles.
	Revêtement	Stuc peint à l'huile ; toile peinte vernissée ; badigeonnage à la chaux.
	Plancher	Imperméable et à entrevous comblé.
AÉRATION	*Cube d'air*	Dimensions suffisantes des locaux.
	Ventilation	*Naturelle :* ouvertures des fenêtres ; vitres perforées, cheminées, etc.
		Artificielle : Ventilateurs.
CHAUFFAGE	*Cheminées*	Peu économiques ; très hygiéniques ; bonne ventilation.
	Poêles	*A combustion vive :* se chauffent et se refroidissent vite, grillent les poussières ; faible ventilation.
		A combustion lente : exigent une surveillance constante (oxyde de carbone).
	Calorifères	Hygiéniques, surtout ceux à vapeur d'eau ; pas d'aération.
ÉCLAIRAGE	*Pétroles*	Essence minérale très volatile, dangereuse à manier le soir.
	Gaz d'éclairage	Danger d'explosion et d'asphyxie par les fuites.
	Acétylène	Moins toxique que le gaz de houille.
	Éclairage électrique	L'idéal au point de vue de l'hygiène.
ÉVACUATION DES MATIÈRES USÉES	*Poussières*	Ne pas épousseter ; essayer au linge humide.
	Ordures ménagères	Mises en boîtes closes ; doivent être vite éloignées de l'habitation.
	Eaux ménagères	Évier à siphon hydraulique, puis égout ou puisard filtrant.
	Excréments	Fosses fixes ; fosses mobiles ; tout à l'égout. Épuration des eaux d'égout par épandage ou par fosses septiques.

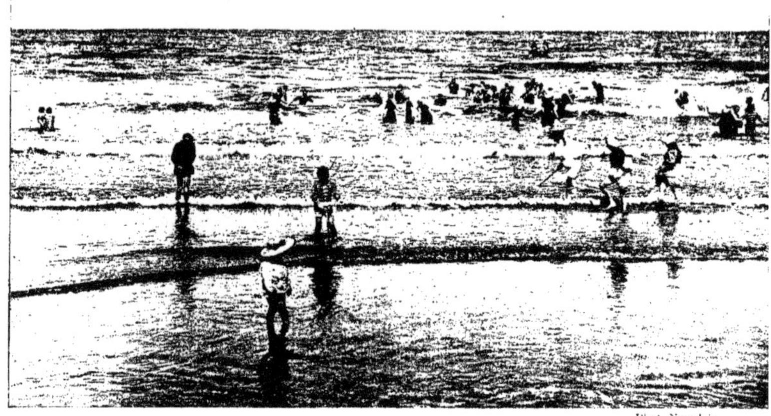

Phot. Neurdein.

Fig. 119. — Les *Bains de mer* sur les rivages de la Manche.

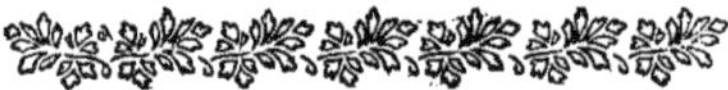

IX. LA PERSONNE

104. L'hygiène du corps. — Une bonne *hygiène du corps* est d'une importance fondamentale pour la conservation de la santé. Nous comprenons sous ce titre et nous étudierons successivement : l'hygiène des *vêtements*, puis les soins de *propreté* dont on ne saurait prendre trop tôt l'habitude, l'hygiène des *sens* et du *cerveau*, enfin l'*exercice physique*, indispensable à l'homme pendant toute la durée de son existence. Nous terminerons par quelques notions indispensables à connaître sur les *premiers soins* à donner aux malades et aux blessés, en cas d'urgence, en attendant l'arrivée du médecin.

❀ L'*hygiène du corps s'occupe des vêtements, des soins de propreté, des organes des sens et de l'exercice physique.*

VÊTEMENT

105. Conditions hygiéniques des vêtements. — Le rôle du vêtement est de protéger notre corps contre la perte de chaleur et les brusques variations de température. L'air conduit mal la chaleur, mais il s'échauffe au contact de la peau, s'élève et est remplacé aussitôt par d'autre. L'étoffe immobilise entre ses filaments une couche d'air; on dit qu'elle est *chaude* quand elle la conserve bien. Les étoffes minces, non duveteuses (toile), conservent mal la chaleur; les tissus duveteux (laine) la conservent bien.

La *couleur* des vêtements n'est pas indifférente; les vêtements blancs diffusent la chaleur et ont un faible pouvoir absorbant; ils sont donc plus agréables à porter en été.

Le vêtement doit être *poreux* pour laisser passer l'air, indispensable aux fonctions de la peau, et pour absorber l'excès de sueur. Les étoffes de laine et de soie peuvent absorber de grandes quantités d'eau sans paraître mouillées; de plus, étant mauvaises conductrices, elles sont excellentes pour éviter les accidents consécutifs à un brusque refroidissement.

Les vêtements doivent être d'une propreté rigoureuse, mais surtout il faut changer souvent le linge de corps, qui s'imprègne des sécrétions de la peau. Les vêtements en caoutchouc, imperméables à l'eau et à l'air, sont nuisibles; ceux en tissu paraffiné, imperméables à l'eau et non à l'air, sont meilleurs.

Enfin, sans être flottant, le vêtement doit être assez *ample* pour permettre la circulation de l'air et la liberté des mouvements.

❀ *Les* vêtements, *surtout ceux en laine, emprisonnent un matelas d'air mauvais conducteur, s'opposant au* refroidissement.

106. Ceintures, corsets, chaussures. — Tout vêtement qui comprime les organes est nuisible. Tel est le cas des *ceintures*, des *jarretières*, des *faux cols* trop hauts et trop serrés.

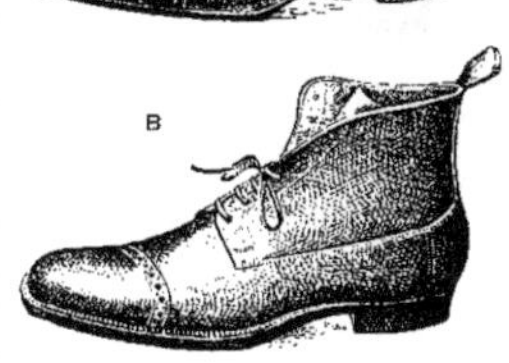

Fig. 120. — *Chaussure d'homme* : A, antihygiénique; B, hygiénique.

L'utilité du *corset* peut se défendre, mais à la condition qu'il soit réduit au minimum et peu baleiné. L'abus du lacet pour amincir la taille à l'excès est cause d'une foule de malaises.

Une bonne *chaussure* (*fig.* 120) doit représenter la forme du pied. Une chaussure trop étroite provoque l'ongle incarné, détermine des cors, force les doigts à s'imbriquer les uns dans les autres. Elle doit être souple, à semelle débordant l'empeigne, à talon bas et large.

❀ *Ceintures, jarretières, sont* nuisibles, *de même que les* corsets *trop baleinés et trop serrés. La* chaussure *hygiénique est à talon bas et large; elle représente la forme du pied.*

PROPRETÉ CORPORELLE

107. Propreté générale; ablutions, bains. — La peau se couvre rapidement d'un enduit gras et malpropre, composé des cellules usées de la couche cornée, des sécrétions normales, sueur et matières sébacées, et enfin des poussières et des germes de l'air. Cet enduit obstrue les pores, gêne la transpiration et les échanges gazeux et constitue un excellent milieu de culture pour les microbes. L'hygiène de la peau consiste surtout en une propreté rigoureuse. L'eau froide diminue le calibre des artérioles superficielles, d'où résulte un afflux de sang vers l'intérieur du corps; puis, dès que cesse l'action de l'eau froide, il se fait une réaction, le sang revient à la peau en produisant une sensation de chaleur. Le savon est indispensable pour enlever la matière grasse des glandes sébacées.

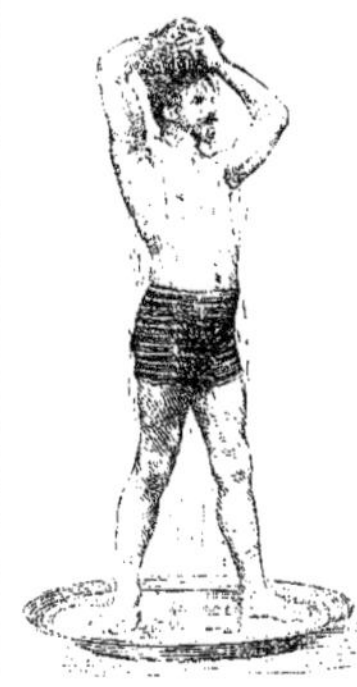
Fig. 121. *Affusion* à l'éponge.

Le *bain chaud* général, avec emploi de savon, est le véritable bain de propreté; sa température doit être comprise entre 32° et 37°; un bain dont la température est supérieure à celle du corps expose aux congestions. Le bain chaud repose et calme les nerfs; sa durée ne doit pas excéder une demi-heure.

Les bains froids et les ablutions ont pour rôle essentiel d'aguerrir la peau contre les changements de la température; ils agissent favorablement sur l'appareil circulatoire et le système nerveux.

Le *bain froid* est tonique et stimulant; sa température ne doit guère être inférieure à 16°; on y séjourne environ dix minutes, en luttant contre la perte abondante de calorique par des mouvements continuels; il faut quitter l'eau avant les premiers frissons et réagir ensuite par la marche. Les *bains de mer* (*fig.* 119) ont une action plus vive que les bains de rivière, à cause du sel et du choc des vagues. Aucun bain froid ou chaud ne doit être pris moins de trois heures après le repas.

Le bain froid est remplacé en toute saison par de courtes *lotions* ou *affusions* à l'eau froide prises au saut du lit (*fig.* 121) dans une salle bien chauffée ; elles n'exigent comme accessoires qu'un grand vase plat en zinc ou *tub*, une éponge et une serviette sèche et rugueuse pour des frictions énergiques après l'affusion. On emploie aussi la *douche*, plus active, à cause de la violence du jet ; on la donne en pluie, en cercle, en jet. La pratique quotidienne des affusions et des douches constitue l'*hydrothérapie*.

❀ *L'hygiène de la peau consiste en une propreté rigoureuse : lavages quotidiens au savon, bains chauds fréquents. La pratique des bains froids, des douches constitue l'*hydrothérapie.

108. Bouche, mains, pieds, cheveux. — La *bouche* renferme de nombreux microbes ; des parcelles d'aliments y fermentent et provoquent la carie dentaire. On se rincera soigneusement la bouche après chaque repas et on se frottera les *dents*, matin et soir, avec une brosse un peu ferme, en faisant usage d'une poudre dentifrice et d'eau tiède additionnée d'un antiseptique, comme le thymol.

Les *mains* doivent être lavées et les *ongles* nettoyés fréquemment au cours de la journée ; le *visage* et le *cou*, chaque matin ; les *pieds*, au moins chaque semaine, en raison de l'abondance de leurs excrétions et des contacts multiples qu'ils subissent ; les ongles coupés carrément et ne dépassant pas les orteils.

Le *cuir chevelu*, qu'envahissent les poussières, les pellicules et les matières grasses, sera lavé environ chaque semaine à l'eau tiède savonneuse.

Les *cheveux* et la *barbe* doivent être portés courts, soigneusement brossés et peignés. Il faut repousser les instruments à usage commun employés par les coiffeurs. L'huile d'amande douce, la vaseline assouplissent les cheveux et les conservent.

Les *eaux de toilette* diluées assouplissent la peau et sont antiseptiques. La *poudre de riz* est inutile ; elle peut même être nuisible, car elle est parfois additionnée de céruse. L'emploi des *fards*, *cosmétiques* et *teintures* est grotesque et, de plus, nuit à la peau et à la santé générale, la plupart de ces préparations étant à base de sels de plomb, lesquels sont absorbés par la peau.

❀ *La bouche et les dents, les mains, les pieds, les ongles, les cheveux exigent des soins particuliers. Les fards, cosmétiques et teintures sont ridicules et très* nuisibles.

109. Parasites de la peau. — La peau peut être envahie par de nombreux parasites végétaux ou animaux. La *teigne* est due à des champignons filamenteux ; il en existe deux variétés : la teigne *tondante* et la teigne *faveuse* (*fig.* 124) ; elles déterminent des rougeurs, des démangeaisons, des croûtes, et la chute des cheveux par plaques. Après la teigne faveuse, il reste toujours certaines places où les cheveux ne repoussent

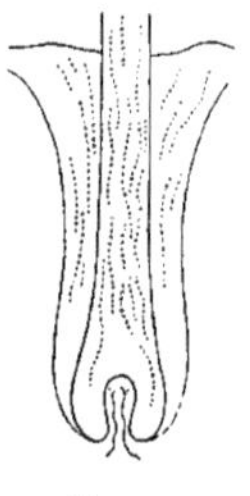

Fig. 124. Bulbe d'un *poil* envahi par la *teigne faveuse*.

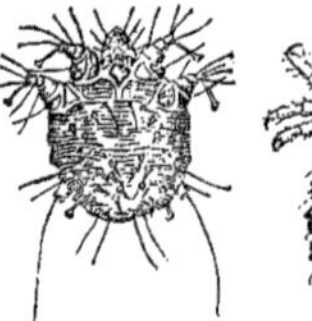

Fig. 122. *Sarcopte.*

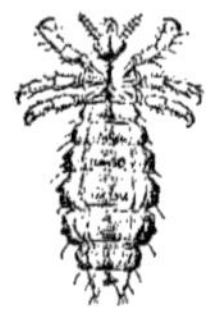

Fig. 123. *Pou.*

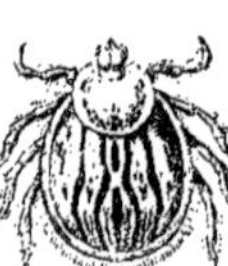

Fig. 125. *Tique.*

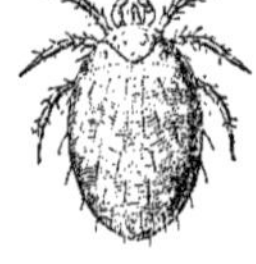

Fig. 126. *Rouget.*

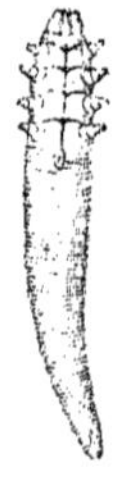

Fig. 127. *Démodex.*

jamais. La contagion se fait par les échanges de coiffure, par les peignes ayant servi à des sujets malades. La *pelade* est une maladie nerveuse du cuir chevelu ; elle n'est pas contagieuse.

La *gale* est due à un petit acarien, le *Sarcopte* (*fig.* 122), qui s'insinue sous la peau et provoque d'intolérables démangeaisons ; on s'en débarrasse par des frictions au savon noir, puis aux pommades soufrées. Le *Rouget* (*fig.* 126) est la larve d'un acarien, le *Trombidion soyeux*. Cette larve, commune à l'automne dans les hautes herbes, s'introduit sous la peau et détermine de vives démangeaisons. La *Tique* (*fig.* 125), autre acarien, commun dans les bois, s'attaque quelquefois à l'homme et suce le sang ; il faut la détacher avec précaution, afin de ne laisser aucun organe sous la peau. Le *Démodex* (*fig.* 127) est encore un acarien de quelques millimètres de longueur qui vit à la base des poils, sur les joues et sur le nez ; il se nourrit de la matière sébacée et manifeste sa présence par de petits points noirs ; on s'en débarrasse en pressant avec deux doigts. Le *Pou* (*fig.* 123) est un insecte qui vit sur les têtes malpropres. Nous avons déjà parlé (**77**) des insectes qui perforent la peau pour sucer le sang et de leurs dangers au point de vue de la contagion.

✿ *La teigne est due à des* champignons *microscopiques. Les parasites animaux de la peau sont des* Acariens : *Sarcopte de la gale, Rouget, Tique, ou des* Insectes (*Pou*).

HYGIÈNE DES SENS

110. Cerveau. — L'hygiène du cerveau consiste à éviter toute *intoxication cérébrale* et à pratiquer l'*exercice intellectuel*, avec repos suffisant par le sommeil et sans surmenage.

Nous avons déjà parlé des excitants les plus employés : café, thé (**34**), alcool (**44**). L'*opium* est un poison violent, fumé dans les pays d'Orient ; il provoque une lourde ivresse, dont la répétition mène à l'abrutissement. L'usage habituel du *tabac* diminue l'appétit, cause des maux d'estomac, des migraines, irrite la gorge, provoque des troubles du cœur, de la vue et une diminution de la mémoire.

Le fonctionnement du cerveau a pour conséquence la production de toxines et la *lassitude ;* le repos intellectuel y remédie, surtout si on l'accompagne d'exercices musculaires *modérés* (**113**), qui activent la circulation. Le surmenage intellectuel provoque l'anémie cérébrale et la neurasthénie.

✿ *L'hygiène du cerveau consiste dans l'abstention de tout* poison cérébral (*alcool, tabac*) *et dans la pratique de l'*exercice intellectuel.

111. Nez, oreille, larynx. — L'abus des condiments, l'usage habituel du tabac irritent la *muqueuse linguale* et en diminuent notablement la sensibilité aux saveurs.

Le *nez* a un rôle important dans la respiration. On doit, en effet, éviter de respirer par la bouche ; la respiration nasale fournit aux poumons un air plus abondant, plus chaud et mieux privé de poussières, en raison de son passage à travers les sinuosités des fosses nasales. Il faut donc éviter l'obstruction des fosses nasales, apprendre à bien se moucher, éviter les refroidissements, cause des coryzas. Le tabac à priser émousse l'odorat.

On doit curer souvent les *oreilles*, mais non trop profondément, car le cérumen est utile au bon fonctionnement du tympan.

Le *larynx* est un organe très délicat ; une irritation de sa muqueuse, avec enrouement, est la conséquence de la fatigue des cordes vocales, des refroidissements, de l'abus du tabac et de l'alcool.

✿ *Les fosses nasales doivent être* libres, *en raison de leur rôle respiratoire ; le tabac et l'alcool sont nuisibles au larynx.*

112. Œil. — Il ne faut jamais toucher les yeux avec des mains d'une propreté douteuse ; il est prudent de soigner dès le début toute affection de l'œil. Il faut se protéger contre les poussières par des conserves, c'est-à-dire par des lunettes munies de verres à faces parallèles ; contre la réverbération des surfaces blanches ou miroitantes, routes, neige, mur, etc., par des conserves de teinte sombre.

On évitera de recevoir directement les rayons solaires ; l'éclairage unilatéral, venant du nord, est le meilleur. Une lumière artificielle trop intense ou trop riche en rayons chimiques (lampe à arc) fatigue la rétine; il en est de même d'une lumière insuffisante ou vacillante: une bonne lampe à pétrole, une lampe électrique ou un bec de gaz à incandescence, avec abat-jour, fournissent un bon éclairage. Il faut éviter de lire longtemps un livre imprimé en caractères fins.

Il ne faut pas trop se pencher pour écrire (*fig.* 128). Cette habitude entraîne des déformations de la colonne vertébrale (**116**) et produit sûrement la *myopie,* car la contraction continuelle du muscle ciliaire, nécessaire pour l'accommodation, allonge le diamètre antéro-postérieur de l'œil et recule la rétine. La myopie doit être corrigée à ses débuts par l'emploi de verres suffisants, montés en lunettes.

✽ *Les yeux doivent être protégés contre les poussières et les réverbérations par des conserves. Pendant le travail, éviter un éclairage trop intense, trop faible ou vacillant.*

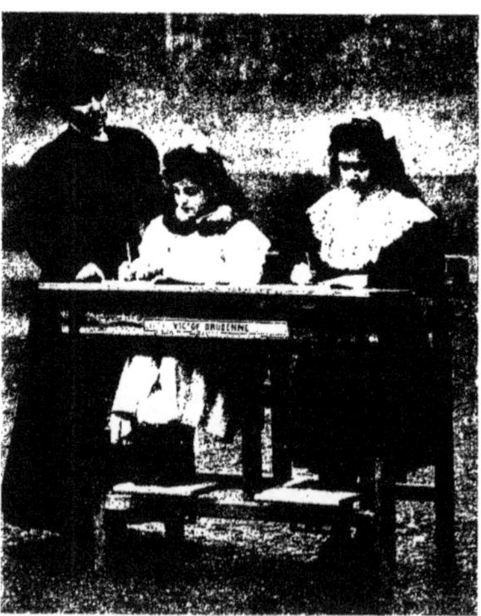

Fig. 128. — Enfants *bien assises* devant une table à leur taille.

EXERCICES PHYSIQUES

113. Nécessité des exercices musculaires. — La santé résulte d'un équilibre parfait entre les fonctions de nos organes: tout organe longtemps inactif s'atrophie: le travailleur intellectuel néglige trop souvent d'entretenir ses muscles. L'activité régulière des muscles a des effets hygiéniques et plastiques; elle est absolument indispensable à la beauté des formes et à la santé.

Le muscle se nourrit surtout aux dépens des aliments hydrocarbonés et des corps gras: ce n'est qu'à leur défaut qu'il utilise les substances azotées de l'organisme. Pendant sa contraction la circulation devient très intense, d'où un surcroît de nutrition entraînant un effet *plastique*, car il modifie à la longue la forme des muscles, les développe, ainsi que les os qu'ils actionnent.

Cette suractivité circulatoire n'a pas que des effets locaux; elle a des effets généraux, *hygiéniques* au premier chef; elle détermine la combustion de la graisse en excès, augmente l'intensité des phénomènes respiratoires, l'amplitude de la poitrine, calme le système nerveux, accroît les excrétions, d'où une plus rapide élimination des déchets toxiques.

✽ *L'exercice musculaire régulier a des effets locaux* plastiques; *il accroît la nutrition des muscles qui travaillent et amène leur* développement; *il a des effets généraux* hygiéniques *par l'accroissement des phénomènes respiratoires, circulatoires et excréteurs.*

114. Fatigue musculaire; surmenage. — Un exercice modéré n'offre que des avantages: un travail exagéré présente de nombreux dangers. La nutrition des muscles peut devenir insuffisante quand l'effort qu'on leur demande est trop prolongé; ils dépensent plus qu'ils ne reçoivent et s'usent en brûlant les matières albuminoïdes de l'organisme: le muscle en travail dégage une grande quantité de gaz carbonique, accompagné de produits toxiques acides qui tendent à coaguler la matière albuminoïde formant les fibres musculaires. La *fatigue* est un véritable empoisonnement qui se traduit par une sensation de raideur dans les muscles qui ont travaillé, sensation qui disparaît par le repos, et encore plus vite par un *massage* activant la circulation et, par suite, le départ des toxines; cette intoxication atteint tout l'organisme et, en particulier, les centres nerveux.

Le gaz carbonique, abondamment produit pendant le travail, n'est pas éliminé assez vite et détermine de rapides et violents *battements de cœur* ainsi que de l'*essoufflement*. Il est alors prudent de s'arrêter.

Le *surmenage* résulte de la répétition d'excès de travail musculaire, non compensés par des repos suffisants ou par une alimentation assez riche; c'est un appauvrissement général de l'organisme qui ne parvient pas à réparer ses pertes : le surmenage prépare le terrain à toutes les infections.

❀ *Un travail musculaire trop prolongé produit la* fatigue, *véritable* intoxication *de l'organisme. La répétition des excès de travail musculaire aboutit au* surmenage.

115. Influence de l'habitude; entraînement. — Dans la production de la fatigue musculaire, un facteur important intervient : l'*habitude*. Un exercice auquel on se livre pour la première fois fatigue vite, essouffle, courbature; une répétition quotidienne permet de s'y livrer pendant de longues heures sans fatigue excessive. Les groupes de muscles nécessaires à l'accomplissement de l'exercice se développent et combinent mieux leur travail : la coordination de leurs contractions, qui exigeait d'abord une intervention continuelle de la volonté, devient un véritable réflexe; l'exercice habituel fait disparaître l'essoufflement.

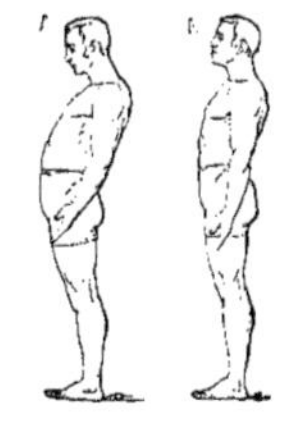

Fig. 129.
Attitudes droites :
A, mauvaise; B, bonne.

L'*entraînement* est quelque chose de plus que l'habitude; c'est une pratique raisonnée d'un exercice, exigeant l'emploi d'une méthode rigoureuse, avec régime spécial dont l'alcool est exclu. L'entraînement confère une résistance extraordinaire, telle que celle des cyclistes professionnels, résistance qui d'ailleurs ne va pas sans risques. Chez les tout jeunes gens, il est inutile et même dangereux; il conduit à s'exercer pour les autres et non pour soi; le résultat, satisfaisant pour la vanité, ne l'est jamais pour la santé.

❀ *On recule l'apparition de la fatigue par* l'habitude *d'un exercice; les muscles se développent; les mouvements sont mieux combinés. L'*entraînement *est la pratique raisonnée et rigoureuse d'un exercice, en vue d'accroître la résistance physique.*

116. Attitudes. — Lorsque les *attitudes habituelles* sont mauvaises, elles amènent des déformations du squelette et un développement anormal de certains muscles. C'est surtout chez les jeunes gens que la surveillance des attitudes s'impose, parce que, leur croissance n'étant pas achevée, le squelette est plus souple.

Dans la station *dressée* (*fig.* 129) la tête doit être relevée, les épaules reportées en arrière, ce qui amène l'élargissement de la poitrine; si l'on s'abandonne, la tête s'incline, la colonne vertébrale prend une courbure anormale (*fig.* 130) qui voûte le dos (*dos rond*) et rend le ventre saillant (*fig.* 129, A). Dans la station *assise* (*fig.* 131), l'attitude dépend non seulement du sujet, mais du siège; ce dernier doit être assez large, à bonne hauteur et à dossier légèrement incliné en arrière. Il faut s'asseoir d'aplomb, le corps reposant sur les fesses et les cuisses, et bien droit, sans raideur. S'asseoir sur le bord du siège, le dos incliné sur le dossier, est une très mauvaise attitude qui baisse la tête et voûte le dos. Une position oblique en écrivant détermine une déviation latérale de la colonne vertébrale

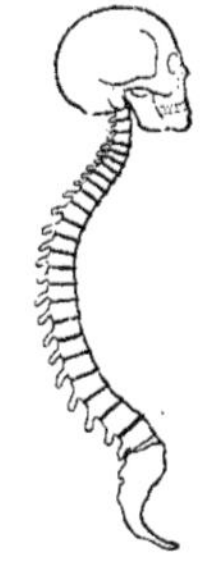

Fig. 130.
Dos rond.

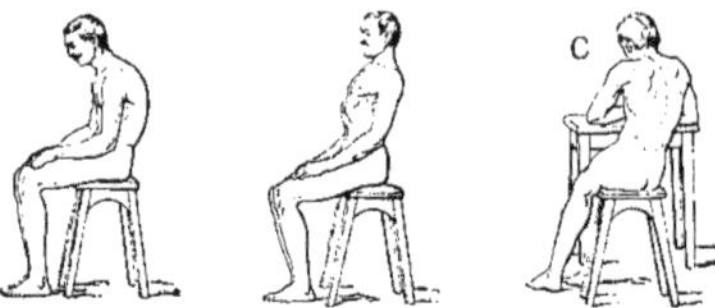

Fig. 131. — Mauvaises *attitudes assises*.

brale (*scoliose*) avec abaissement d'une des épaules (*fig*. 131, C) ; il faut, au contraire, se tenir droit et incliner un peu le papier (*fig*. 128).

Des *attitudes professionnelles* résultent aussi, chez les ouvriers, de la position nécessaire pour l'accomplissement d'un travail, qui est toujours à peu près de même nature ; la pratique exclusive de certains *sports* peut entraîner aussi des déformations.

Les professions sédentaires ont l'inconvénient d'immobiliser pendant de longues heures les muscles du thorax, de l'abdomen et des bras ; la poitrine est rentrée, le ventre saillant, le dos voûté, les bras faibles. Il faut réagir par des mouvements latéraux d'élévation des bras et par leur rejet en arrière (*fig*. 132), par des exercices de flexion et de redressement de la région lombaire (*fig*. 133), par des promenades aussi longues et aussi fréquentes que possible, car la marche d'un pas tranquille, le buste droit, la poitrine dégagée est l'exercice le plus naturel et le plus hygiénique. Il est bon d'y joindre la pratique des jeux et de plusieurs sports : l'escrime (*fig*. 134), à la condition de tirer successivement des deux mains pour éviter une déviation de la colonne

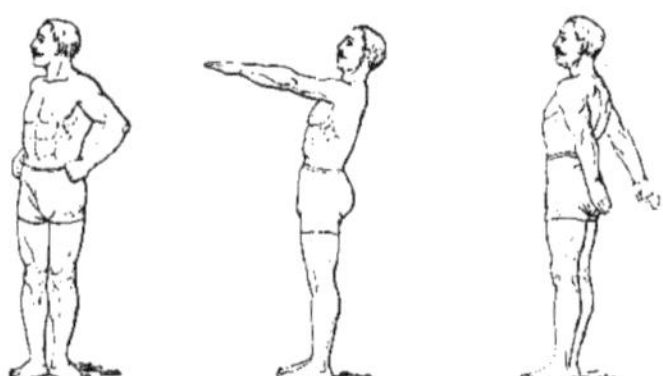

Fig. 132. — Mouvements de *bras*.

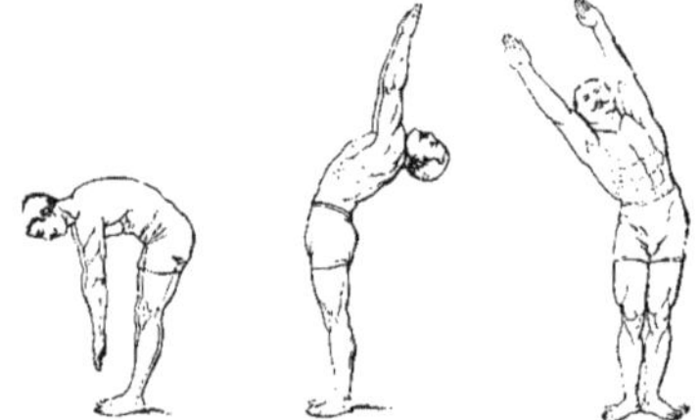

Fig. 133. — Flexions du *tronc*.

❀ *Il faut surveiller les* attitudes *habituelles ; si elles sont* mauvaises, *elles déterminent des déformations du squelette (dos rond, scoliose).*

117. Principaux exercices musculaires. — La pratique journalière d'exercices musculaires bien compris est une des parties essentielles de l'hygiène ; elle a pour résultats l'harmonie des formes, la souplesse et la grâce des mouvements, la vigueur musculaire et, par surcroît, une bonne santé.

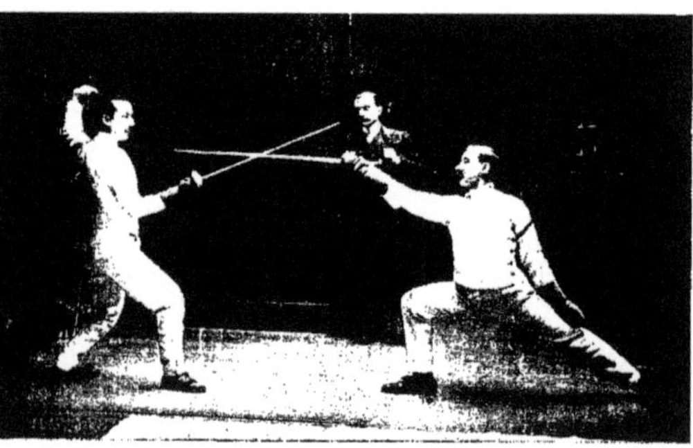

Phot. de M. Aug. Robin.

Fig. 134. — *Escrime* : parade de sixte.

vertébrale et un abaissement de l'épaule du côté qui tient le fleuret, la canne ou la boxe française (*fig.* 135), le cyclisme, avec une attitude aussi dressée que le permet ce sport ; le canotage (*fig.* 1), excellent pour développer les muscles des bras et du tronc, enfin, la natation, dans laquelle les quatre membres sont en mouvement.

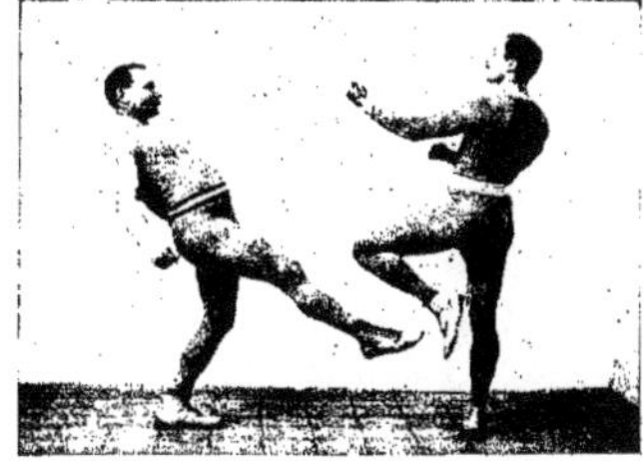

Fig. 135. — *Boxe française* : parade du coup de pied bas.

✿ *Une bonne hygiène comporte des* exercices *musculaires réguliers des bras et du tronc, des* marches *fréquentes, la pratique des* jeux *et des* sports.

PREMIERS SOINS

118. Asphyxie, syncope, empoisonnement. — Pour secourir un *noyé*, on l'étend sur le dos en laissant la tête basse ; on lui écarte les mâchoires, on saisit solidement l'extrémité de la langue avec un linge et on exerce sur elle, de quinze à vingt fois par minute, des tractions rythmées ; on tire fortement la langue au dehors et on la laisse chaque fois revenir en arrière. Il faut agir le plus tôt possible et longtemps ; parfois près de deux heures. Une autre personne peut, en même temps (*fig.* 136, A, B, C), soulever les bras du noyé (inspiration), chaque fois que la langue est tirée hors de la bouche, pour les abaisser et les serrer fortement contre la poitrine (expiration) quand la langue revient en arrière. Un traitement semblable doit être employé quelle que soit la cause de l'asphyxie.

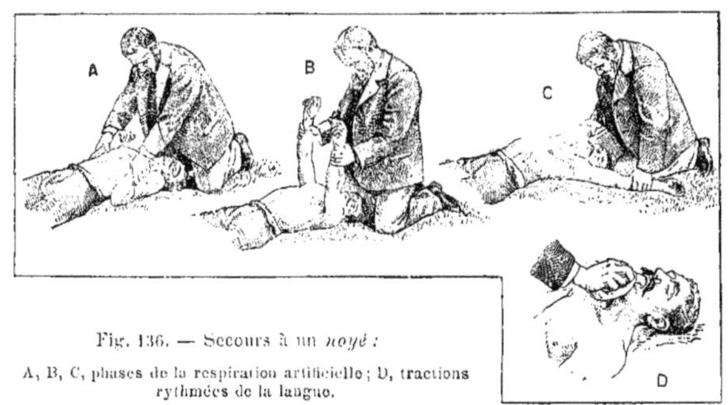

Fig. 136. — Secours à un *noyé* :
A, B, C, phases de la respiration artificielle ; D, tractions rythmées de la langue.

L'*évanouissement* ou *syncope* est une perte de connaissance avec arrêt des phénomènes respiratoire et circulatoire. Il faut étendre le malade sur le sol, la tête un peu plus basse que le reste du corps, desserrer les vêtements, frotter le visage avec de l'eau froide.

Le traitement des divers cas d'*empoisonnement* varie avec la nature du poison. Dans tous les cas, il est bon de débarrasser l'estomac et l'intestin par un vomitif et un purgatif.

✿ *On ramène à la vie les noyés et asphyxiés par des tractions rythmées de la* langue *; on combat les syncopes par la station* couchée *et des lotions froides*.

119. Plaies, hémorragies, fractures. — Toute lésion de la peau, piqûre, écorchure, est une porte ouverte à l'invasion des microbes pathogènes. Toute *plaie* doit être lavée soigneusement à l'eau bouillie pour en retirer les petits corps étrangers, puis avec une solution antiseptique et soustraite aux contacts par des pansements fréquents.

Les piqûres d'insectes, les morsures d'animaux peuvent inoculer, comme nous l'avons vu (77), nombre de maladies infectieuses.

Les *piqûres d'insectes* se traitent avec une goutte de teinture d'iode ou d'ammoniaque. En cas de morsure par un *chien*, il faut voir immédiatement le médecin et faire surveiller l'animal par un vétérinaire. Pour les *morsures de vipères* (*fig.* 94 et 95), on débride le point lésé avec un canif, après avoir lié le membre au-dessus de la plaie; on fait saigner, on lave avec une solution de permanganate de potassium ou de l'eau de Javel étendue; on fait pratiquer, au plus tard quatre heures après la morsure, des injections du sérum antivenimeux du Dr Calmette.

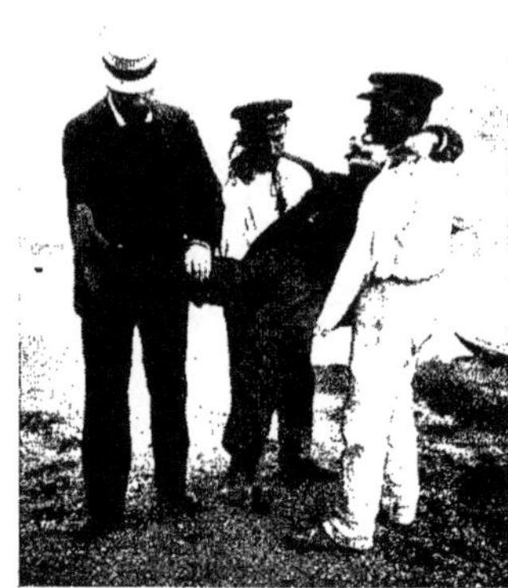

Fig. 137. — Manière de porter une personne ayant une *fracture de jambe*.

Pour arrêter les *saignements de nez*, on pratique des lavages à l'eau froide, on tient la tête dressée, on tamponne la narine avec du coton hydrophile imprégné d'une solution chaude de gélatine à 10 pour 100. Lorsqu'une *hémorragie* abondante résulte d'une plaie, il ne faut pas déplacer le blessé avant l'arrivée du médecin. On adapte sur la plaie un linge propre, plié en plusieurs doubles, que l'on comprime avec l'extrémité des doigts; si l'hémorragie persiste, on serre le membre au-dessus de la plaie avec une bretelle.

La réduction d'une *luxation*, c'est-à-dire la mise en place de deux surfaces articulaires déplacées par un choc violent, est une opération délicate que, seul, le médecin peut exécuter. En cas de *fracture*, immobiliser le membre avec une couverture et trois planchettes, cannes, ou simplement avec les mains si le trajet est court (*fig.* 137).

❀ *Les plaies sont lavées à l'eau* bouillie *et pansées souvent; les morsures de vipères sont soignées par compression, lavage, puis injection de* sérum antivenimeux. *Les hémorragies abondantes, luxations, fractures exigent le recours immédiat au* médecin.

X. — TABLEAU-RÉSUMÉ DE L'HYGIÈNE CORPORELLE.

DIVISION DU SUJET.	PARTIES DIVERSES.	CONDITIONS ET RÔLES HYGIÉNIQUES.
VÊTEMENTS. .	*Tissus*	Protection contre la perte de chaleur et les brusques variations de température. Doivent être assez chauds, poreux, amples, d'une propreté rigoureuse.
	Ceintures, corsets, etc. .	Ne doivent pas comprimer les organes.
	Chaussure	Souple, ni trop large ni trop étroite; talon bas et large.
PROPRETÉ. .	*Générale*	Bains chauds féquents, avec savonnage.
	Bouche et dents	Après chaque repas, lavage de la bouche et friction des dents.
	Mains.	Lavages répétés au cours de la journée.
	Pieds	Bains de pieds, au moins chaque semaine.
ORGANES DES SENS . .	*Cerveau*.	Exercice intellect. régulier, sans surmenage: pas d'intoxication (alcool, tabac).
	Peau.	Affusions quotidiennes à l'eau froide; bains froids.
	Nez, oreille	Éviter l'obstruction du nez. Oreilles curées souvent, mais non trop profondém^{nt}.
	Œil.	Éviter poussières, éclairage trop intense, trop faible ou vacillant, textes trop fins: remédier de suite aux défauts d'accommodation.
EXERCICES PHYSIQUES. .	*Rôle*	Plastique et hygiénique; éviter le surmenage.
	Entraînement.	Diminue la fatigue; augmente la résistance physique.
	Mauvaises attitudes . . .	Déformations du squelette avec développement anormal de certains muscles.
	Nature des exercices. . .	Gymnastique, marche, jeux et sports.

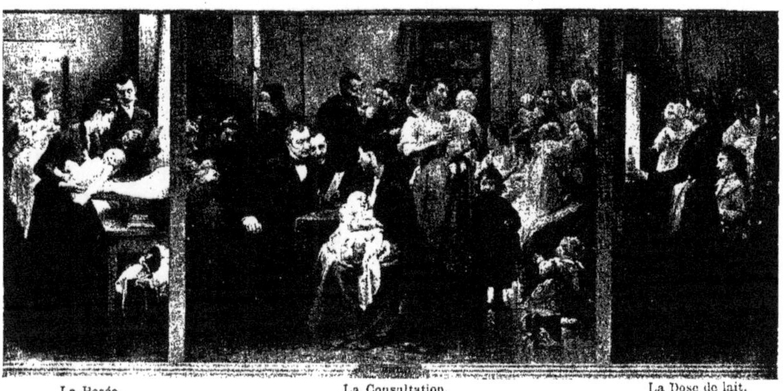

Fig. 138. — L'*Œuvre de la Goutte de lait* au dispensaire de Belleville, par J. Geoffroy.

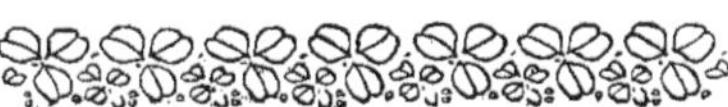

X. L'ENFANT

120. Puériculture (1). — En France, la moyenne annuelle des décès, sur 1 000 enfants de zéro à un an, est égale à 200, soit un cinquième. Cette mortalité effrayante est due d'abord à ce que l'organisme du jeune enfant est très délicat et, par suite, soumis à des troubles fréquents, ensuite à l'ignorance des soins nécessaires à son développement complet. La *puériculture* enseigne les moyens propres à obtenir le développement d'enfants sains et vigoureux; elle étudie l'alimentation du nouveau-né, son hygiène, les soins qu'exige le maintien de sa santé; elle substitue à la routine et aux préjugés des règles scientifiques.

❀ *La puériculture, ou hygiène de l'enfance, indique les moyens propres à obtenir le développement d'enfants sains et vigoureux.*

(1) On trouvera des détails plus complets sur la Puériculture dans l'excellent petit ouvrage du Dr Galtier-Boissière : *Pour élever les nourrissons*, 0 fr. 90. Librairie Larousse.

ALIMENTATION

121. Allaitement naturel. — La seule nourriture qui convienne au nouveau-né est le lait de femme. Le *lait* est la sécrétion des glandes mammaires. Chaque sein est constitué par la réunion de quinze à vingt glandes en grappe (*fig.* 139) dont les lobules donnent naissance à des canaux sécréteurs; ceux-ci s'ouvrent isolément à la surface de la saillie centrale du sein ou mamelon. Les cellules formant l'épithélium des lobules mammaires s'allongent, leur portion externe s'étrangle, se sépare de la base et devient libre : le lait est le résultat de cette fonte épithéliale; la succion détermine son écoulement. Les émotions violentes, la fatigue, troublent la sécrétion lactée; l'alcool, l'absinthe, l'ail et nombre de médicaments absorbés par la nourrice se retrouvent dans le lait, d'où la nécessité d'une surveillance constante du régime de la femme qui nourrit.

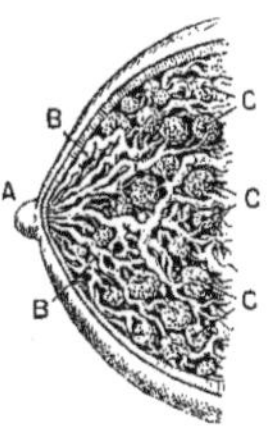

Fig. 139. *Mamelle* (coupe) : A, mamelon; B, B, canaux sécréteurs; C, C, C, glandes.

Toute mère a le devoir d'allaiter son enfant; ce n'est qu'en cas d'impossibilité absolue qu'elle doit le confier à une nourrice. L'enfant doit être mis au sein dès les premières heures qui suivent la naissance; il faut éviter l'emploi d'eau sucrée. Pendant les deux premiers mois, les tétées seront prises aussi régulièrement que possible, toutes les deux heures pendant le jour, et une ou deux fois seulement pendant la nuit. L'enfant ne doit rien recevoir dans l'intervalle des tétées, même s'il crie. On change de sein à chaque tétée; on lave le mamelon avec de l'eau bouillie tiède, avant et après chaque tétée. A partir du troisième mois on espace un peu plus les tétées; vers six mois, on peut commencer à donner du lait de vache et des potages légers.

✿ *Seul, le lait de femme convient au nouveau-né. Toute mère doit allaiter son enfant. Les tétées seront régulièrement données toutes les deux heures pendant le jour; puis plus espacées à partir du troisième mois.*

122. Allaitement mixte; allaitement artificiel. — Dans le cas où la mère n'a qu'une quantité insuffisante de lait, elle supplée au lait qui lui manque en y ajoutant une quantité suffisante de lait animal; c'est l'allaitement *mixte*, bien préférable à l'envoi de l'enfant en nourrice et à l'allaitement complètement artificiel.

L'allaitement *artificiel* est assuré par le lait animal : ânesse, chèvre ou vache, dont la composition varie pour chaque espèce (*Voir* le Tableau, p. 79). Le lait de vache est le plus employé en raison de son abondance. Il faut s'entourer de toutes les garanties pour avoir du lait ni falsifié, ni contaminé, ni altéré (54); en tout cas, il sera stérilisé avant l'emploi et bu tiède. Le médecin indiquera s'il doit être donné à l'enfant, pur, sucré ou coupé d'eau récemment bouillie (*Voir* le Tableau, p. 79).

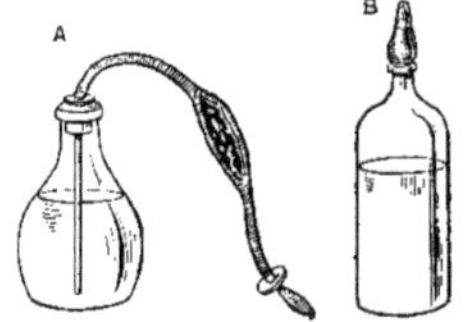

Fig. 140. — *Biberons :* A, à tube innettoyable (interdit); B, à tétine en caoutchouc.

Pour donner le lait à l'enfant on peut employer la cuiller ou le verre, mais en faisant boire lentement, ou même le biberon, à la condition formelle qu'il soit constitué uniquement par une bouteille surmontée d'une tétine (*fig.* 140, B); le lait restant est jeté après chaque tetée, la tétine doit être soigneusement lavée, ainsi que le flacon; entre temps la tétine est conservée dans l'eau bouillie. Les biberons à tube (*fig.* 140, A) sont dangereux parce qu'ils sont innettoyables; la loi (1910) en interdit la vente et l'emploi.

Avec l'allaitement artificiel, la santé de l'enfant est beaucoup moins assurée que par l'allaitement naturel, surtout jusqu'au deuxième mois, en raison de la composition du lait de vache, si différente de celle du lait de la femme; de plus, elle dépend non seulement des soins de la mère, mais de la qualité, difficilement contrôlable, du lait fourni.

✿ *L'allaitement artificiel, très inférieur à l'allaitement naturel, est assuré par le lait animal, dont il faut surveiller la pureté et qu'on doit stériliser avant l'emploi. Il est bu à la cuiller, au verre ou au biberon sans tube.*

123. Contrôle du bon allaitement. — La bonne santé d'un enfant se reconnaît à son apparence extérieure, à l'examen de ses selles, à l'augmentation de poids. Le bébé bien nourri a bonne mine; sa peau est rosée, ses chairs sont fermes; il est gai, son sommeil est calme. Les selles, au nombre de 2 à 6 le premier mois, de 2 à 4 jusqu'au sixième mois, puis de 1 à 2, ressemblent à une bouillie épaisse sans grumeau et de couleur jaune d'œuf; elles n'ont pas d'odeur désagréable. L'urine, transparente, incolore et sans odeur chez les enfants nourris au lait de femme, est toujours jaune et odorante chez les enfants qui sont allaités artificiellement. Enfin, le poids augmente régulièrement (*Voir* le Tableau, p. 79). Un enfant à la mamelle doit être pesé toutes les semaines, nu ou toujours avec le même vêtement (*fig.* 141).

L'enfant mal nourri est pâle; ses chairs

sont molles et sa peau ridée; il dort mal. Ses selles sont rares et son urine peu abondante, si l'alimentation est insuffiante. Des selles fétides, liquides et verdâtres indiquent des troubles digestifs graves. Ces derniers proviennent souvent d'une suralimentation en lait ou d'une alimentation vicieuse.

Jusqu'à l'âge de six mois l'enfant est absolument incapable de digérer autre chose que du lait; les bouillies, panades, etc., ne font que traverser l'intestin en l'irritant.

❀ *L'embonpoint, l'aspect des* selles *et l'augmentation régulière de* poids *permettent de contrôler la bonne santé de l'enfant. Des selles fétides et* verdâtres *annoncent toujours des troubles digestifs graves.*

124. **Dentition; sevrage.** — Les premières dents apparaissent chez l'enfant vers l'âge de six mois, les dernières vers deux ans et demi (*fig.* 142). L'absence de dents à un an annonce le plus souvent la faiblesse. Les poussées dentaires ont lieu par groupes et séparées par des repos; elles s'accompagnent d'inflammation des gencives, de rougeurs, parfois d'un peu de fièvre et de diarrhée; la sortie des canines ou œillères est surtout pénible.

Le *sevrage* consiste à donner à l'enfant d'autres aliments que le lait. Il est *progressif* lorsque cette alimentation se substitue graduellement à l'allaitement; il est *brusque* dans le cas contraire; le sevrage progressif est préférable, il doit avoir lieu du 12e au 15e mois. Le sevrage fait courir d'autant plus

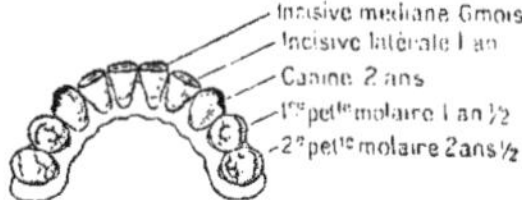

Fig. 142. — Ordre d'apparition des *dents de lait.*

de risques à l'enfant que celui-ci est plus jeune. On ne doit pas sevrer pendant les mois de grande chaleur, de juin en octobre, ni au cours d'une éruption dentaire, ni lorsque l'enfant présente quelque indisposition.

Pendant toute la deuxième année, le lait bouilli reste encore la base de l'alimentation. On y ajoute, puis on y substitue peu à peu des bouillies au lait et aux farines de céréales, des œufs et, un peu plus tard, quelques purées de légumes. L'alimentation solide prématurée est extrêmement dangereuse.

❀ *Les poussées* dentaires *chez l'enfant s'accompagnent presque toujours de malaises. Le* sevrage *est la substitution au lait d'autres aliments; il est brusque ou progressif, mais ne doit pas être prématuré.*

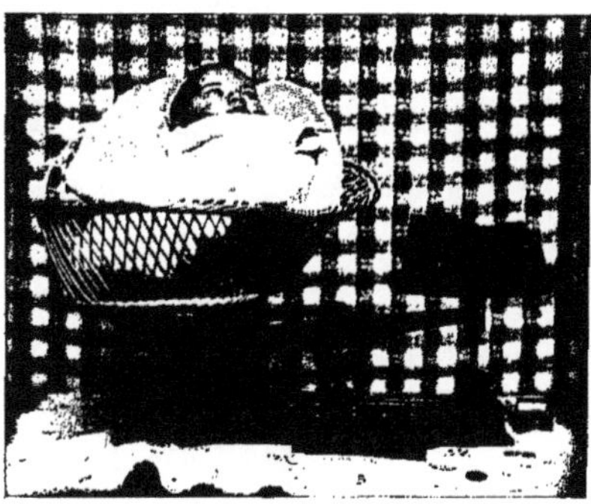

Fig. 141. — Comment on *pèse* le nourrisson.

SOINS DIVERS

125. **Propreté; promenades.** — Des soins méticuleux de propreté sont indispensables pour la santé de l'enfant. Chaque fois qu'il est sali d'urine ou de matière fécale, on le lave avec une éponge douce, passée dans l'eau tiède bouillie, et on change sa couche. On lui lave fréquemment le visage, les mains: une éponge spéciale est réservée pour le lavage du corps. Un bain quotidien de quelques minutes dans de l'eau à la température de 35° est excellent. Nos gravures (*fig.* 143 et 144) indiquent la façon de tenir l'enfant. Pour éviter la formation des croûtes malpropres, la tête

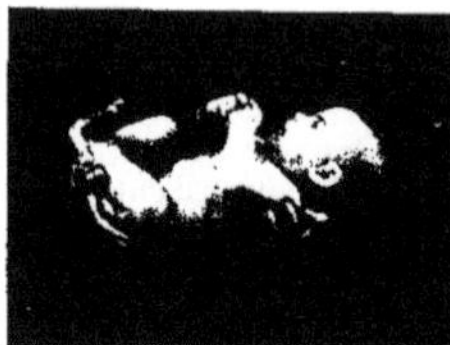

Fig. 143. — Pour *mettre* un bébé dans le bain.

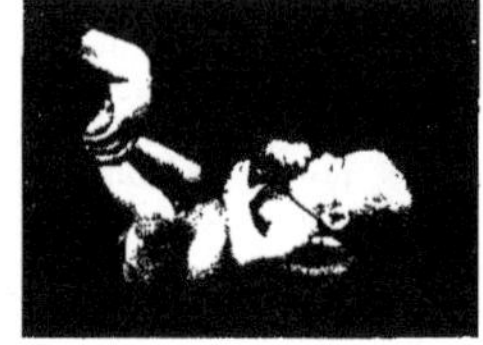

Fig. 144. — Pour *retirer* un bébé du bain.

sera fréquemment enduite de vaseline et lavée à l'eau savonneuse.

Il faut manier les enfants avec beaucoup de précautions; leurs membres sont très faibles; leur crâne, incomplètement ossifié, présente des espaces membraneux (*fig.* 145, A et B), ou *fontanelles*, comblés vers l'âge de cinq ans.

On sort l'enfant chaque jour: le grand air et la lumière lui sont profitables comme à nous-mêmes. La première *promenade* a lieu vers le 15ᵉ jour après la naissance, en été, et le 50ᵉ en hiver, en choisissant un temps doux. L'enfant doit être bien couvert, car il est beaucoup plus sensible que nous aux abaissements de température; la surface de sa peau, c'est-à-dire la surface rayonnante par laquelle il perd de la chaleur, est plus du double de celle de l'adulte, proportionnellement au poids. C'est ce que montre nettement la figure 146. Un petit cube de 1 centimètre de côté a 6 centimètres de surface totale; donc 8 cubes semblables ont une surface totale de 48 centimètres carrés. Un gros cube de 2 centimètres de côté équivaut, comme volume, aux 8 petits cubes précédents, mais sa surface totale n'est que de 24 centimètres carrés, soit la moitié de la surface totale des huit petits cubes.

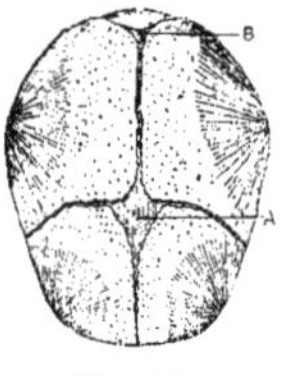

Fig. 145. *Fontanelles* d'un enfant bien portant.

❀ *Une propreté méticuleuse, avec* lavage et bains *quotidiens, des* promenades *journalières, sont indispensables pour la bonne santé de l'enfant. Celui-ci doit être manié avec précaution.*

126. **Vêtement; literie; contagion.** — Les *vêtements* d'enfant ne doivent pas gêner la respiration et les mouvements; ils doivent être chauds, mais sans excès. Le jour, ils consistent en une chemisette de toile, puis une bande de flanelle entourant le ventre, un corset souple (*fig.* 147), enfin deux brassières, dont l'une de flanelle et l'autre de piqué. Chemisette et brassières s'ouvrent par derrière et s'arrêtent un peu au-dessus des fesses. Les jambes sont isolées par une couche pliée en triangle et recouvertes d'une culotte de flanelle. Deux longues robes, l'une de flanelle, sans manches, et l'autre de piqué, à manches courtes, enveloppent le tout. Enfin, des chaussons protègent les jambes.

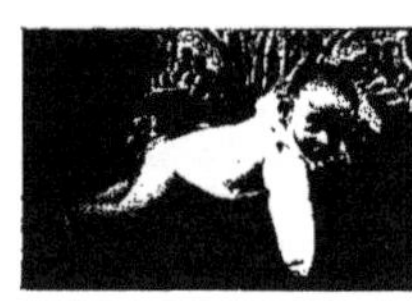

Fig. 147. — Mise du *corset*.

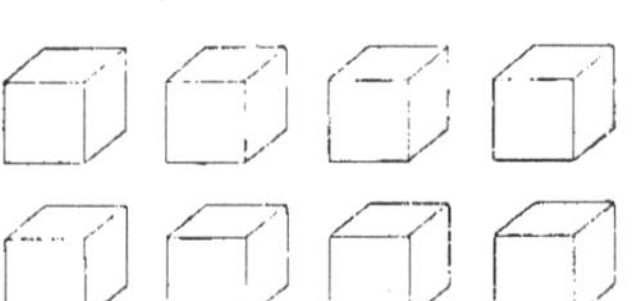

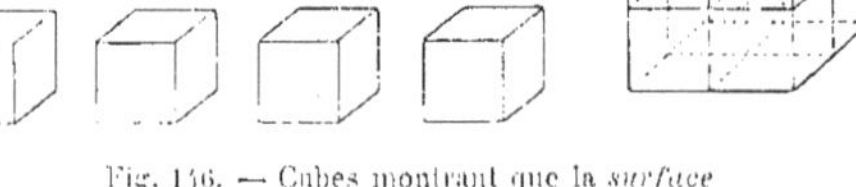

Fig. 146. — Cubes montrant que la *surface de la peau est plus grande* chez l'enfant que chez l'homme.

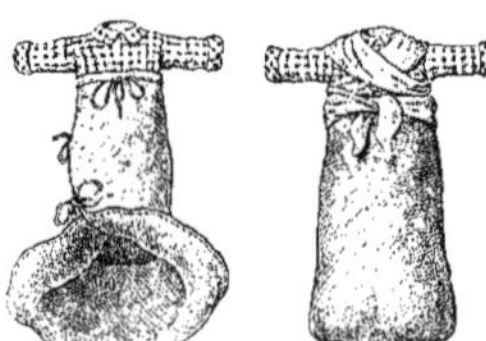

Fig. 148. — *Langes* ouverts et fermés.

La nuit, on entoure tout le bas du corps d'une couche enveloppant isolément chaque jambe (*fig.* 149), puis de langes, l'un de coton et l'autre de laine, enroulés autour du corps, repliés en un sac lâche et fixés au-dessous de l'aisselle (*fig.* 148).

Le *lit*, non surchargé de rideaux opaques, est garni d'une paillasse en balle d'avoine ou en varech, au-dessus d'un matelas en crin. Il est mauvais d'habituer les enfants à ne s'endormir que quand on les berce.

Les enfants sont sujets à de nombreuses *maladies* contagieuses, coqueluche, rougeole, diphtérie, etc. La contagion peut avoir lieu par contact direct entre enfants à la promenade, par les jouets.

Le *muguet* est une maladie contagieuse due à un champignon du groupe des Levures (*fig.* 151), formant sur la langue un feutrage blanc. On le combat surtout par le bicarbonate de sodium.

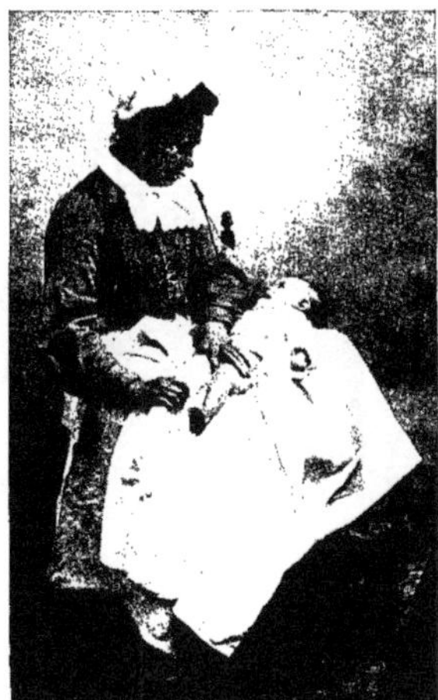

Fig. 149. — Application de la *couche* en isolant chaque jambe.

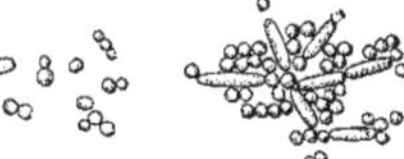

Fig. 150. Champignon du *muguet*.

L'enfant doit être *vacciné* contre la variole au cours de sa première année; de préférence, dans les deux premiers mois.

❀ *Les* vêtements *de l'enfant doivent être chauds, amples et d'une grande propreté : chemisette, brassières, couche et robes pour le jour, couche et langes pour la nuit. Une* surveillance *constante s'impose pour éviter la contagion entre enfants.*

XI. — TABLEAU DES DONNÉES RELATIVES A LA PUÉRICULTURE.

Composition de divers laits.

POUR 100.	FEMME.	VACHE.	CHÈVRE.	ANESSE.
CASÉINE	16	33	38	16
LACTOSE	65	55	43	69
BEURRE	35	37	45	18
SELS	2.5	6	7	5

Tableau de Variot pour l'allaitement artificiel rationnel.

		PAR TÉTÉE :	
LAIT DE VACHE COUPÉ D'UN TIERS D'EAU BOUILLIE	1re semaine après la naissance.	30 gr.	*Toutes les 2 heures.*
	2e — — —	45 —	
	3e — — —	60 —	
	4e — — —	75 —	*Toutes les 2 h. 1/2.*
COUPÉ D'UN QUART.	6e — — —	90 —	
	2e mois — —	105 —	
LAIT PUR	3e — — —	120 —	
	4e — — —	135 —	*Toutes les 3 heures.*
	5e et 6e mois — —	160 —	
	7e et 8e — — —	180 —	
	9e à 12e — — —	200 —	

Accroissement mensuel de taille (moyenne).

Le 1er mois	4 centimètres.
Les 2e et 3e mois	3 cm. par mois.
Le 4e mois	2 cm.
Du 5e au 12e mois	8 cm. en tout.

Soit 20 centimètres au cours de la 1re année.

Accroissement quotidien de poids (moyenne).

Le 1er mois	15 à 30 gr.
Le 2e —	15 à 30 —
Le 3e —	20 à 35 —
Le 4e —	20 à 35 —
Les 5e et 6e mois	15 à 20 —
Les 7e et 8e	10 à 15 —
Le 9e mois	10 gramm.
Du 10e au 12e mois	5 —

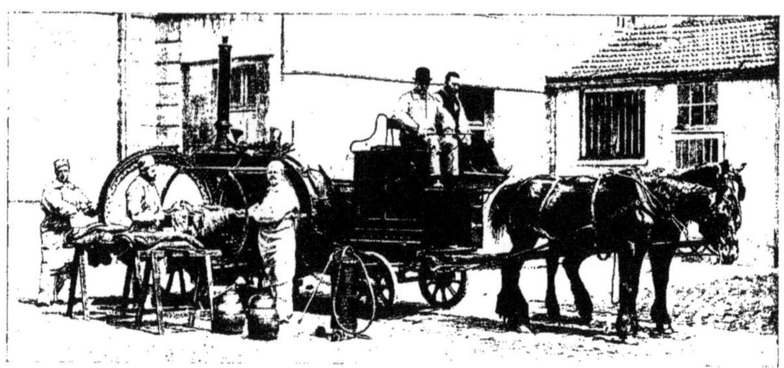

Fig. 151. — Chargement d'une *Étuve mobile* à désinfection.

XI. LA POLICE SANITAIRE

127. **L'hygiène et les lois.** — Au point de vue de la santé, nous sommes tous solidaires les uns des autres. L'État ne peut donc se désintéresser de l'application des règles de l'hygiène. Il doit prendre des mesures efficaces pour enrayer les épidémies qui naissent dans notre pays et pour empêcher la contagion par les pays voisins; il doit nous protéger contre les falsifications alimentaires qui nous empoisonnent; il doit veiller à ce que de bonnes conditions sanitaires soient observées dans les écoles, dans les usines, partout, enfin, où existent des agglomérations humaines; les maladies contagieuses des animaux domestiques ne peuvent le laisser indifférent, car plusieurs de celles-ci sont transmissibles de l'animal à l'homme, et, de plus, elles peuvent, en se généralisant, porter une grave atteinte à notre élevage, à notre agriculture et, par conséquent, à la fortune publique. De là, la nécessité de lois sanitaires, qui vont toujours en se perfectionnant, et d'un nombreux personnel d'agents, chargés d'en surveiller l'application.

Ce chapitre est consacré à une rapide étude de la législation sanitaire en France; nous le diviserons en deux parties: l'étude des lois concernant la protection de la *santé publique* et celle des lois qui sont relatives à la police sanitaire des *animaux*.

❀ *De nombreuses lois réglementent l'hygiène collective en France; on peut en faire deux groupes : 1° les lois sur la protection de la* santé publique; *2° les lois relatives à la police sanitaire des* animaux.

PROTECTION DE LA SANTÉ PUBLIQUE

128. **Maladies transmissibles.** — La loi relative à la protection de la santé publique a été promulguée le 15 février 1902, et un décret du 10 février 1903 en a réglé l'application. Pour arrêter l'extension des maladies transmissibles, elle rend obligatoires la *déclaration* et la *désinfection* des maladies suivantes : fièvre typhoïde, typhus exanthématique, variole et varioloïde, scarlatine, rougeole, diphtérie, suette miliaire, choléra, peste, fièvre jaune, dysenterie, infections puerpérales et ophtalmie des nouveau-nés, méningite cérébro-spinale épidémique. Le médecin est tenu, sous peine d'une forte amende, d'en faire, le plus tôt possible, la

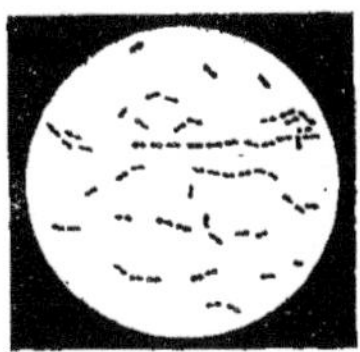

Fig. 152. — Pneumocoque de la *pneumonie*.

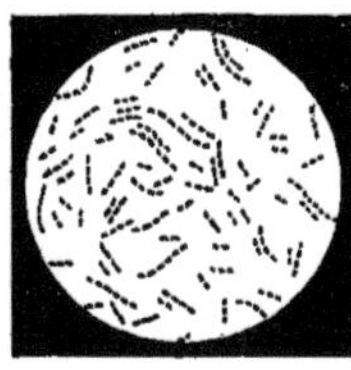

Fig. 153. — Diplobacille de la *conjonctivite*.

déclaration au maire et au sous-préfet ou préfet. Dès que le maire a reçu la déclaration, il prend les mesures de prophylaxie, d'isolement et d'assainissement (*fig.* 151) nécessaires; si le maire manque à son devoir, l'administration préfectorale, assistée du Conseil départemental d'hygiène, se substitue à lui.

La déclaration est *facultative* pour les maladies suivantes : tuberculose pulmonaire, coqueluche, grippe, pneumonie et broncho-pneumonie (*fig.* 152), érysipèle, oreillons, lèpre, teignes, conjonctivite purulente (*fig.* 153) et ophtalmie granuleuse. La vaccination antivarioleuse est obligatoire (**81**).

Lorsque pendant trois années consécutives le nombre des décès dans une commune a dépassé le chiffre de la mortalité moyenne de la France, le préfet charge le Conseil départemental d'hygiène de procéder à une enquête sur les conditions sanitaires de la commune et ensuite de prendre les mesures nécessaires. Enfin, lorsque les moyens de défense locaux sont insuffisants et qu'une épidémie devient menaçante, un décret exécutoire dans les vingt-quatre heures détermine les mesures propres à en empêcher la propagation.

❀ *La déclaration et la désinfection sont* obligatoires *pour certaines maladies contagieuses, elles sont* facultatives *pour d'autres ; le médecin prévient le maire; celui-ci doit prendre les mesures nécessaires.*

129. Protection des sources. — Le décret déclarant d'utilité publique le captage d'une source pour le service d'une commune déterminera, s'il y a lieu, en même temps que les terrains à acquérir en pleine propriété, un *périmètre de protection* contre la pollution de ladite source par les eaux sales provenant des lavoirs (*fig.* 155) ou des puisards (*fig.* 154), etc. Il est interdit d'épandre sur les terrains compris dans ce périmètre des engrais humains et d'y forer des puits sans l'autorisation du préfet ; cette interdiction comporte des indemnités. Il ne faut pas oublier, en effet, que souvent les sources sont très voisines les unes des autres, et même communiquent entre elles, et que si l'une est souillée, il est à craindre que toutes celles des alentours le soient aussi.

Le droit à l'usage d'une source d'eau potable implique, pour la commune qui la possède, le droit de curer cette source, de la couvrir et de la garantir efficacement contre toutes les causes de pollution, mais non celui d'en dévier le cours par des tuyaux ou rigoles. L'introduction d'ordures quelconques dans l'eau des sources, puits, est sévèrement punie.

❀ *La loi détermine un périmètre de* protection *des sources d'eau potable contre toutes les causes capables de les* souiller.

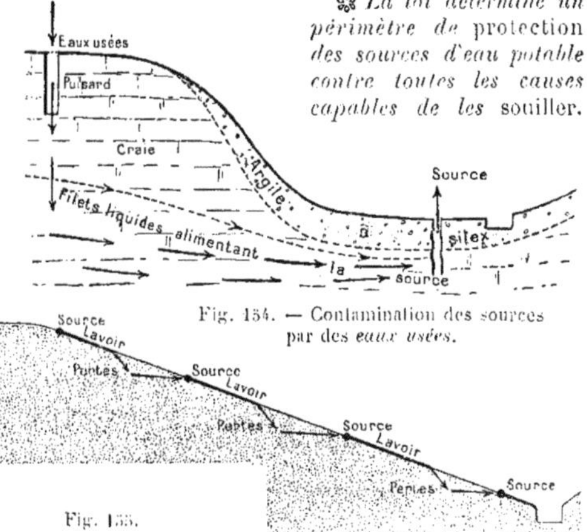

Fig. 154. — Contamination des sources par des *eaux usées*.

Fig. 155.

Contamination des sources par les *eaux de lavoir*.

130. Salubrité des habitations. — La loi exige que dans toute commune, le maire, après avis du conseil municipal, formule un règlement sanitaire. Dans les villes de plus de 20 000 habitants, aucune habitation ne peut être construite sans un permis du maire constatant que, dans le projet qui lui a été soumis, les conditions de salubrité prescrites par le règlement sanitaire sont observées. Si l'autorisation n'a pas été demandée ou si les règlements sanitaires n'ont pas été observés, il est dressé procès-verbal.

Si un immeuble est reconnu dangereux pour la santé des occupants ou des voisins, le maire ou, à son défaut, le préfet invite la commission sanitaire à donner son avis. Celle-ci indique les travaux à effectuer, le délai dans lequel ils devront l'être, et peut porter l'interdiction d'habiter l'immeuble en totalité ou en partie.

Lorsque l'insalubrité est le résultat de causes extérieures et permanentes, ou qu'elle ne peut disparaître que par des travaux d'ensemble, la commune peut acquérir la totalité des propriétés comprises dans le périmètre des travaux à effectuer.

✿ *Dans les villes de plus de 20 000 habitants une maison ne peut être édifiée* sans autorisation *du maire; elle doit être construite conformément aux règlements sanitaires.*

131. Service sanitaire. — Le service sanitaire comprend dans chaque département un *Conseil d'hygiène* formé de dix à quinze membres sous la présidence du préfet et, de plus, dans chaque circonscription, une *Commission sanitaire* de cinq à sept membres, présidée par le sous-préfet. Le *Comité consultatif* d'hygiène publique de France, rattaché au ministère de l'intérieur, donne son avis sur toutes les questions intéressant l'hygiène publique. Des inspecteurs de la salubrité peuvent être créés dans chaque département pour surveiller l'exécution des règlements sanitaires; ils sont trop peu nombreux.

Cette loi a déjà donné d'excellents résultats. Elle présente cependant quelques imperfections. Les maires, dont elle fait des magistrats de santé, sont souvent incompétents, et des préoccupations électorales influencent fréquemment leurs décisions. La déclaration obligatoire des maladies transmissibles n'est pas faite régulièrement par les médecins; elle devrait l'être par la famille, le chef d'établissement ou le logeur. La désinfection n'est pas effectuée partout par des gens de métier; elle est tardive et inefficace. Les infractions à la loi ne sont pas réprimées avec assez d'énergie. Remarquons enfin que les hommes exemptés du service militaire et les femmes échappent à la troisième vaccination antivariolense, obligatoire cependant, d'après la loi.

✿ *Le service sanitaire comprend de nombreux comités d'hygiène qui donnent leur* avis, *mais un trop petit nombre d'agents de* contrôle. *La loi sanitaire présente un certain nombre d'imperfections.*

132. Loi sur les fraudes. — De tout temps des commerçants peu scrupuleux ont falsifié les aliments pour accroître leur gain; mais la perfection des fraudes, au grand détriment de la santé publique, s'accroît chaque jour avec les progrès de la chimie. Une loi sur les fraudes, plus sévère que toutes les précédentes, a été promulguée le 5 août 1905. Elle frappe tous ceux qui auront trompé ou tenté de tromper sur la nature, les qualités substantielles, la composition et la teneur en principes utiles de toutes marchandises, sur leur espèce ou leur origine.

Des poursuites peuvent être exercées contre les falsificateurs des denrées servant à l'alimentation de l'homme ou des animaux, des boissons, des produits pharmaceutiques, contre ceux qui exposent et vendent toutes substances falsifiées, corrompues ou toxiques, contre ceux enfin qui exposent ou vendent des produits propres à la falsification, ou des brochures, circulaires et prospectus provoquant à leur emploi.

Les sanctions sont la prison (3 mois à 1 an) et l'amende (100 à 5 000 francs) ou l'une de ces deux peines seulement, suivant les cas. La qualité des marchandises mises en vente est vérifiée dans des laboratoires spéciaux sur

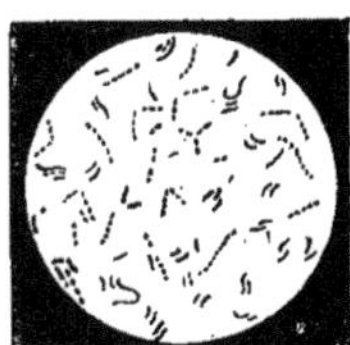
Fig. 156. Bacille de la *morve*.

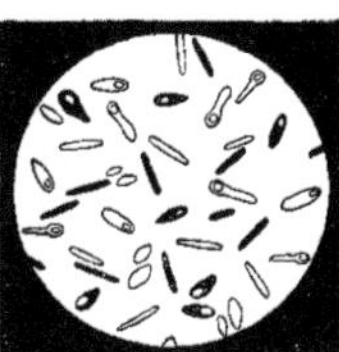
Fig. 157. *Charbon symptomatique*.

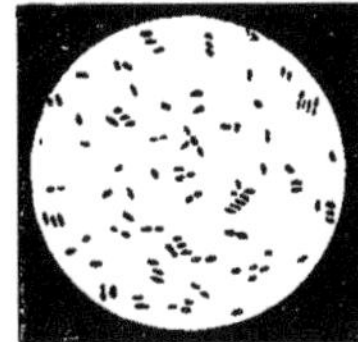
Fig. 158. Bacille du *rouget du porc*.

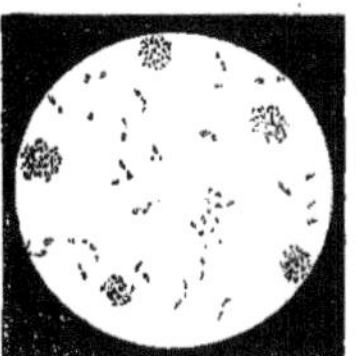
Fig. 159. — Bacille de la *pneumoentérite du porc*.

des échantillons, qui sont prélevés par les services sanitaires soit spontanément, soit sur la plainte d'un client.

❀ *La loi punit d'amende et de prison l'exposition et la vente des boissons et substances alimentaires* falsifiées, altérées *ou* toxiques *et toute* tromperie *sur leur nature ou leur origine*.

POLICE SANITAIRE DES ANIMAUX

133. **Maladies contagieuses des animaux.** — La loi sur la police sanitaire des animaux a été promulguée le 21 juillet 1881, et divers décrets en ont réglé l'application. Les maladies contagieuses visées par cette loi sont les suivantes : la *peste bovine;* la *péripneumonie* contagieuse du bœuf; la *fièvre aphteuse* des espèces bovine, ovine, caprine et porcine, caractérisée par des pustules dans la bouche et sur les mamelles; la *clavelée*, sorte de variole fréquente chez les moutons et les chèvres; la *morve* (*fig.* 156) et sa variété, le *farcin*, qui s'attaquent au cheval, ainsi que la *dourine*, importée d'Afrique; la *rage;* le *charbon;* la *tuberculose* bovine; le *charbon symptomatique* des bovins (*fig.* 157); enfin, le *rouget* (*fig.* 158) et la *pneumoentérite* infectieuse (*fig.* 159) du porc. Remarquons que, parmi ces maladies, quatre sont transmissibles à l'homme; ce sont : la rage, la morve, le charbon et la tuberculose.

La loi exige : 1° la déclaration de ces maladies au maire de la commune par le propriétaire ou la personne chargée de l'animal ou par le vétérinaire appelé à donner ses soins; 2° l'isolement immédiat de l'animal atteint ou soupçonné d'être atteint. Elle interdit d'enfouir le cadavre avant la visite du vétérinaire sanitaire. Celui-ci adresse un rapport au préfet, qui avise aux mesures à prendre : isolement des troupeaux qui ont été exposés à la contagion, suppression des marchés, désinfection des étables, vaccinations, etc.

❀ *La loi exige la* déclaration *des maladies contagieuses du bétail*, l'isolement *des animaux atteints ou soupçonnés de l'être et diverses autres mesures propres à enrayer la propagation de l'infection.*

134. **Peste bovine, péripneumonie, rage.** — En raison de la grande puissance d'expansion de la *peste bovine*, les animaux qui en sont atteints sont, dès les premiers symptômes et sur la proposition du vétérinaire, abattus par ordre du maire; le propriétaire reçoit une indemnité fixée aux trois quarts de la valeur de l'animal avant la maladie. L'abatage pour cause de péripneumonie n'est ordonné que lorsque la maladie est constatée; elle entraine une indemnité pécuniaire égale à la moitié de la valeur des animaux. La constatation de la morve, du farcin, du charbon et de la rage entraine aussi l'abatage immédiat. Tout animal reconnu *tuberculeux* est isolé et séquestré; il ne peut être déplacé si ce n'est pour être abattu.

La loi édicte des mesures spéciales pour éviter la propagation de la *rage*. Tout chien, même tenu en laisse, circulant sur la voie publique, doit être muni d'un collier portant, gravés sur une plaque de métal, les nom et adresse de son propriétaire, faute de quoi il est saisi, mis en fourrière et abattu sans délai. Lorsqu'un cas de rage a été constaté, le maire prend un arrêté interdisant la circulation des chiens pendant au moins six semaines, à moins qu'ils ne soient tenus en laisse.

✿ L'abatage *immédiat est de rigueur pour les animaux atteints de peste bovine, péripneumonie, morve, farcin, charbon et rage. Cette dernière maladie est enrayée par la destruction des* chiens errants.

135. **Dispositions diverses.** — La loi interdit la vente ou la mise en vente des animaux atteints ou soupçonnés d'être atteints de maladies contagieuses. La *chair* des animaux morts de ces maladies ou abattus par les soins du service sanitaire ne peut être livrée à la consommation. Les viandes provenant d'animaux tuberculeux sont exclues de la consommation si les lésions sont généralisées; si elles sont localisées, les organes atteints sont seuls détruits. Les abattoirs et les ateliers d'équarrissage sont surveillés afin d'éviter la vente clandestine des viandes contaminées. Les wagons et bateaux ayant servi au transport des animaux doivent toujours être désinfectés. Si les animaux transportés sont reconnus atteints de maladies contagieuses, la désinfection s'étend au corps, aux vêtements et aux chaussures des personnes ayant été en contact avec les animaux.

La vente et l'usage du *lait* provenant de vaches tuberculeuses sont interdits. Toutefois ce lait pourra être utilisé sur place pour l'alimentation des animaux, après avoir été bouilli. L'utilisation des *peaux* n'est permise qu'après désinfection.

Les cadavres des animaux morts de maladies contagieuses doivent être enfouis ou conduits à l'atelier d'équarrissage où se fait la transformation industrielle des diverses parties du corps. L'enfouissement est une mesure critiquable, car nous avons vu (**71**) que les germes conservent longtemps leur virulence dans le sol; la destruction par le feu ou l'acide sulfurique ou encore l'équarrissage sont infiniment préférables. Ajoutons que des pénalités élevées, pouvant aller jusqu'à trois ans de prison, punissent les infractions à la loi sur la police sanitaire des animaux.

✿ *La chair des animaux morts de maladies contagieuses est* détruite; *celle des animaux atteints peut, pour certaines d'entre elles et dans des cas déterminés, être utilisée.*

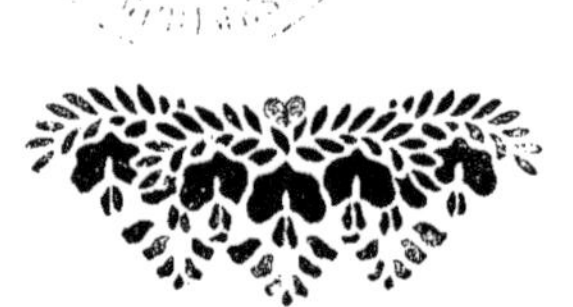

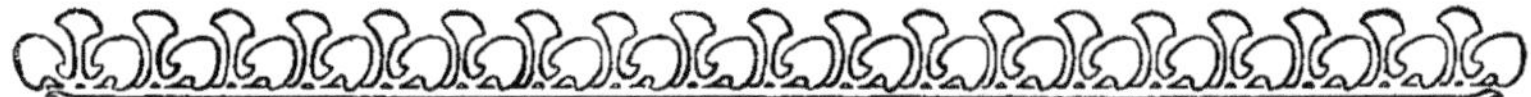

INDEX ALPHABÉTIQUE ET ÉTYMOLOGIQUE

DES TERMES SCIENTIFIQUES ET NOMS CITÉS DANS LE VOLUME.

Tous les chiffres renvoient aux *paragraphes*; les chiffres en caractères gras (**134**) indiquent les paragraphes où les termes scientifiques sont *définis*.

C

D

E

F

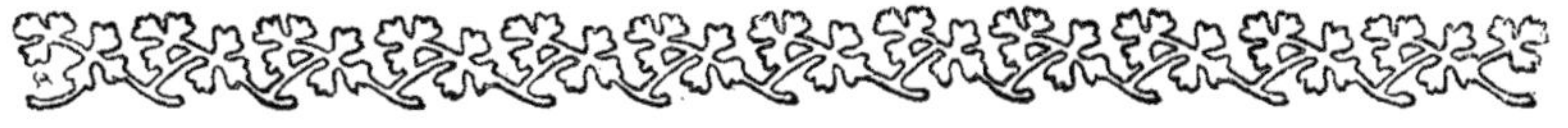

TABLE DES MATIÈRES

Paris. — Imprimerie Larousse, 17, rue Montparnasse.

www.ingramcontent.com/pod-product-compliance
Ingram Content Group UK Ltd.
Pitfield, Milton Keynes, MK11 3LW, UK
UKHW020928180726
13838UKWH00002B/825

9 782329 378909